Clinical Illustration of Tongue Diagnosis of
Traditional Chinese Medicine

中医舌诊临床图解

许家佗　主编

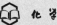化学工业出版社

·北京·

中医舌诊内容丰富、特色鲜明、系统性强，尤其是其直观形象的特点，易于学习和掌握，不仅在临床受到中医、中西医结合医师的广泛重视，在个人健康保健领域也被广为应用。舌象不仅可以用来诊断病证、指导用药和评价疗效，还可以用来辨识体质、管理健康、指导食疗食补等，已成为学习中医过程中必须掌握的临床基本技能之一。为了方便国内外广大中医初学者、临床中医师以及中医爱好者更好地学习掌握和运用舌诊的基本技能，作者团队从多年临床诊疗和研究资料中精选了具有典型特征的舌象照片400余幅，以及一批真实舌诊病例，为读者提供了难得的第一手学习资料。除了传统舌诊内容方法之外，本书还融入了部分现代舌诊研究的内容，细致地阐释了舌诊在疾病诊断、遣方用药、疗效评价、体质养生等方面的应用，增强了舌诊学习的实效性，是一本精彩的舌诊入门和提高之书。

图书在版编目（CIP）数据

中医舌诊临床图解/许家佗主编． —北京：化学
工业出版社，2017.10（2024.11重印）
ISBN 978-7-122-30552-7

Ⅰ．① 中 …　Ⅱ．① 许 …　Ⅲ．① 舌 诊 - 图 解
Ⅳ．①R241.25-64

中国版本图书馆CIP数据核字（2017）第216036号

责任编辑：陈燕杰　　　　　　　　　装帧设计：王晓宇
责任校对：宋　夏

出版发行：化学工业出版社（北京市东城区青年湖南街13号　邮政编码100011）
印　　装：北京瑞禾彩色印刷有限公司
710mm×1000mm　1/16　印张12¼　字数195千字　2024年11月北京第1版第16次印刷

购书咨询：010-64518888　　　　　　　售后服务：010-64518899
网　　址：http://www.cip.com.cn

《中医舌诊临床图解》编写人员

主　　编　许家佗

副 主 编　崔　骥　张志枫

编写人员（以姓氏笔画排序）

丁　杰　马旭翔　齐　真　江　涛

许家佗　宋红普　张志枫　罗志宇

高广礼　黄景斌　崔　骥　崔龙涛

屠立平　曾令旨

—————————— 自 序 FOREWORD ——————————

　　望、闻、问、切是中医诊病的基本方法。舌诊和脉诊是中医的特色诊法，早已经成为老百姓耳熟能详的事情了。从中医专业医生的角度来说，舌诊和脉诊有很深的学问，它不仅昭示着传统中医药学的独特理论、有效的临床经验模式，同时也蕴含着丰富的医学科学内涵，体现了每一位中医医生的专业水平与素养，也检验着中医辨证思维指导下理法方药的准确与否。尤其在当今科学昌明的大时代背景下，医学科学已经进入到微观分子的后基因组时代，传统与现代前所未有地交融，中医学这一传统医学模式也迎来了前所未有的冲击和挑战。

　　传统和现代是相对而言的，有时候看起来它们仿佛很对立，但更多时候它们是一对无法分割的兄弟：昨天的现代已成为今天的传统，今天的现代也可能会成为明天的传统。无论未来医学会发展成何种模式，当代传统医学的发展模式一定是传承与创新兼顾。尤其当我们还不能够确定我们的创新是否真有效的时候，传承则担负着重要的使命，我们需要借助传统中行之有效的那部分内容"解决今天的问题"！所谓的两条腿走路，是发展过程中一种比较有效的办法。今天中医传统诊疗技术正发挥着这样的使命作用。

　　舌诊和脉诊，并称为中医最具特色的诊断方法。数千年的临床实践中，形成了相对完整的理论，积累了大量有效经验，在对疾病的认识、理法方药的指导、疗效的评价中都发挥着重要作用。很多人诟病中医的诊断方法"主观性太强"，"缺乏客观依据"，但其实，舌诊和脉诊都是建立在对人体生理病理客观现象观察的基础之上，是客观信息，只是囿于古代科学发展水平，在没有精确仪器可以使用等情况下，用人的视觉、触觉等感觉来感知、测算疾病信息也不失为一种最佳的诊察方法。中华民族有着优秀的传统文化，有着勤勉的先人世风，有着聪慧的先贤圣哲，这些都是传统医学理论和技艺发生发展的必然。尤其在实践中不断地"践行——修正——再践行——再修正"的循环往复中，传统医学的技艺也日臻成熟。中医学是一门实践性很强的学科，不论是望、闻、问、切，还是辨证、理法、方药、针灸、推拿，这些诊疗技术都是与实践紧密结合，尤其重视实践技能。可以这样说，临床疗效是中医药最根本的生命力，而保证疗效的最基本前提就是诊疗实践技能有效实施。

"望而知之谓之神"，望诊是中医诊断最重要的方法，位于四诊之首，望诊中面色与舌象备受重视。面色与舌象，诊病中各有侧重，但由于舌象没有肤色的个性化干扰，血脉、肌肉、津液等都直观显现，加之舌上乳头苔垢增减变化等与内环境紧密相连，使得中医"有诸内，形诸外"的司外揣内诊病指导思想更得以有效运用，因此备受历代医家重视。自《黄帝内经》言"舌卷卵缩"，"舌上黄，身热"之后，仲景创"舌胎（苔）"专有名词，之后历代医家对舌诊孜孜以求，直到宋金元时代，首部舌诊专著《敖氏伤寒金镜录》产生。在其后200年的时间里，这本书长期被医家私藏不宣，珍而不露，以至于到后世公诸于世时，竟连原著作者也不知为谁了。此书直到明代薛己润色加工后，才逐渐得以流传开来。一种传统诊法，一部舌诊专书，何以达到如此神妙的境地？不得不让人称奇。从舌诊专著这一源头性事件中，我们也可以看出舌诊的特色。其一，直观简捷。相比较脉诊的"心中了了，指下难明"，舌诊以"眼见为实"为出发点，简捷、确切、易行，"所见即所得"，容易被大多数医者和病家所接纳和理解。其二，易学好用。因为有舌象为诊病依据，容易学习和掌握，便于临床应用，"浅而易知，试而辄效"，医家据舌投药，用药条分缕析、提纲挈领。其三，有图有真相。自《敖氏伤寒金镜录》开舌诊专著先河之后，后世有影响的舌诊专著都是图文并茂，而且往往给出治疗方药，使得舌诊方法更近于临床应用。

舌诊作为中医行之有效的一种特色诊断方法，在今天的临床实践中依然发挥着重要作用。可以这样说，到目前为止，舌诊依然是证候诊断指向明确、最容易上手、最行之有效的诊断方法之一。学习过程中，有舌象图像作为参考和借鉴，实践过程中，按图索骥，用临床真实舌象作比对和佐证，中医初学者、中医爱好者乃至关注健康的每个人，都很容易将舌诊方法作为健康和疾病的辨识依据。对于常年临床实践的中医、中西医结合专业医师来说，舌诊更是把握病情、准确辨证、病证动态分析、疗效评价的重要参考。笔者长期从事中医教学、临床和研究工作，在20多年的实践中，越发感受到中医舌诊的实用性。中医诊断精求"四诊合参"，"物有本末，事有始终，知所先后，则近道矣"，如若能够从舌诊入中医其他诸诊，执简驭繁，渐入佳境，也不失为一条有效的中医入门捷径。中医识病治病之法，不外因循四诊八纲、紧扣辨证思维、活用理法方药，在当今病证结合的中医临床大背景下，这一主线仍有无穷活力。

"纸上得来终觉浅，绝知此事要躬行"，舌诊是一种实践性很强的诊法。舌诊基本理论知识并不复杂，在学习和实践中宜以理论模型为基本依据、以图像辨识为基本技能，通过反复训练和实践，提高诊断的准确率。笔者从事中医临床和研究多年，尤其在舌诊方面积累了大量临床舌象图像，以及真实病例资料，其中不乏具有典型诊断特征的舌象。我们依据中医舌诊原理，将这些舌象编辑成册，希望能够抛砖引玉，为中医学习路上的后来者提供一些帮助，也希望为中医爱好者提供一个了解舌诊的窗口，如果能为中医从业医者、师者提供一点有益参考和帮助的话，那更是我们乐于见到的。

本书内容共分为四个部分：第一部分是舌诊基本原理、方法等基础知识介绍；第二部分是舌诊的内容介绍；第三部分是舌诊在临床典型证候、病证结合诊疗中的应用；第四部分是舌诊在体质辨识干预中的应用。本书编写过程中，我们尽可能选择高质量的典型舌象图像，看图说话，图文并茂。在病证诊疗临床应用部分，我们精选了一批临床真实病例，这些病例都来源于我们的临床实践，在舌诊临床应用中具有一定代表性。我们也提供了部分病例的处方用药，以便读者更好地认识和理解舌诊作用。所选病例，按照临床实际情况，兼顾西医疾病诊断、中医疾病诊断、中医证候诊断，部分病例西医诊断不明确，则以中医病证诊断为主。此外，在舌象形成机制阐释上，还引用了部分现代研究的观点，便于读者从形成机制上更好地理解舌象的变化。当然，由于笔者水平和时间有限，本书中错误和不当之处在所难免，欢迎各位同道批评指正！

最后，感谢参与编辑本书的费兆馥名老中医工作室的每一位成员。感谢上海中医药大学附属岳阳医院肿瘤科主任许玲为本书提供了第三章中部分肿瘤患者的病例。感谢以下研究生参与书稿临床资料整理工作：崔龙涛、张建峰、焦文、荆聪聪、刘海丹、王珏、王瑜、乔丽杰、陈辉、陈清光、吴婷婷、钱杨杨、赵志跃、王宁欣。

谨以此书，献给已故著名中医诊断学家、恩师费兆馥教授！

许家佗

2017年10月

于上海龙华医院"费兆馥名老中医工作室"

目 录 CONTENTS

第三章
舌诊在临床病证诊断中的应用 /58

第一章 舌诊的基础知识

第一节 什么是舌诊

舌诊是中医通过观察舌象，了解人体生理、病理变化，进行健康状态判断和疾病诊断的方法。舌诊是中医传统诊断方法中最有特色的诊法之一，经过数千年的实践和发展，已经成为一种系统而完备的诊断方法。古人称舌诊为"舌鉴"，将舌象比喻成人体健康的一面镜子，时刻显示着人体的健康和疾病状态。

舌诊的历史悠久，早在距今3000年以前的殷墟甲骨文时代，就有关于"疾舌"的记载。舌诊的发展经历了从《黄帝内经》到张仲景《伤寒杂病论》，再到宋元时代第一部舌诊专著《敖氏伤寒金镜录》的出现，再到明清时代温病学派"温病察舌"方法的兴起，直至清末舌诊方法的全面成熟。舌诊系统的发展历程经历了从最初的伤寒辨舌到近世的杂病辨舌，已经成为中医诊疗系统中相对完善和独成体系的诊断方法。舌诊在诊断疾病证候、分析病情机制、确定理法方药、判断治疗效果、推测疾病预后等方面都发挥着重要的作用。对一个中医医生来说，也许脉诊方法的难度太高，短时间内不一定能够完全驾驭，但舌诊往往是临床诊断最常用到的方法。

舌诊到底有哪些功能？概括而言，舌诊主要包括以下四大功能。

其一，基本健康状态判断。舌象是人体健康状态的外在表现，可以反映人体的气血、脏腑功能状态，就像人的脸色一样，但舌象的黏膜状态、血液的循环状态直接显露，没有个体肤色差异的影响，往往比脸色更敏感、更直接。健康状态好，舌色红润，舌面洁净；健康状态差，则舌色暗淡或晦涩，舌面苔垢厚浊。

其二，疾病证候诊断。中医对疾病的诊断常常是基于整体综合状态评价的，气血阴阳、表里脏腑、寒热虚实等证候核心要素，在舌上都有典型的表现，尤其以寒热虚实为基本经纬的证候诊断，在舌象表现上尤为典型。经验丰富的医生，临床常根据舌象特征就能够把握证候主体，实现有效诊断。

其三，指导处方用药。舌象是用药处方的一个重要依据。从《伤寒金镜录》问世以来，舌象就是临床用药的重要依据，"有是象便用是药"，如《伤寒金镜录》中第十九舌："舌中见白胎（苔）外有微黄者，必作泻，宜服解毒汤。"传统舌诊方法中，直接根据舌象指导用药的内容非常丰富。

其四，判断疗效和预后。舌象是健康状态非常灵敏的指标，用药治疗有效无效，仔细辨舌一望便知。治疗过程中，舌象好转自然疗效趋好，舌象反复不见改善，说明治疗效果不佳。所以，不论是医生还是病家，疾病过程中仔细辨舌是判断疗效和病情预后的重要依据。

第二节　舌诊的原理

既然临床舌诊如此有用，那么"为什么望舌可以诊病？"——我们可以从现代医学和传统中医不同理论角度来解读。

一、舌的组织结构

舌是由横纹肌组成的肌性器官，呈扁平长形，附着于口腔底部、下颌骨、舌骨等组织。舌的游离部分称舌体，是中医望舌的主要部位。

舌体上面是舌面（图1-1、图1-2），中医望舌时将舌面分为舌尖、舌边、舌中、舌根（图1-3）4个部位5个区域。舌面分区一般采用1/5分法，即舌体前1/5属于舌尖部，两侧1/5属于舌边部，根部1/5属于舌根部，中间区域即为舌中。

舌体下面是舌底（图1-4），舌底正中为舌系带，两侧有浅紫色的舌静脉称为舌脉，也称为舌下络脉。舌下络脉是望舌下的主要内容。

舌的肌肉、神经、黏膜、腺体与舌体形态色泽有关。舌面覆盖着一层半透明的黏膜，黏膜上皮直接与致密的固有膜相贴，并有许多舌肌纤维起止于舌底。舌的肌肉中以横纹肌为主，舌肌固有层有丰富的血管、淋巴管、神经及腺体等组织，这些组织与舌体的形态、色泽有关。

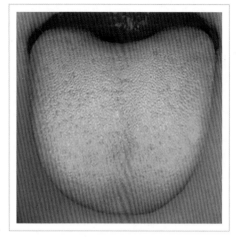

图1-1 舌面图

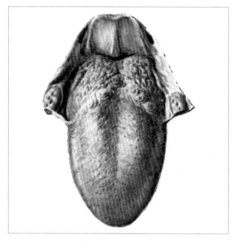

图1-2 舌面解剖结构图

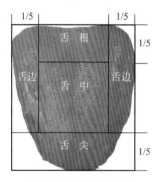

图1-3 舌面分区图

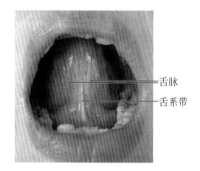

图1-4 舌底图

　　舌面黏膜皱折成许多细小突起称为乳头，根据乳头形态的不同可分为：丝状乳头、蕈状乳头、叶状乳头和轮廓乳头四种（图1-5）。

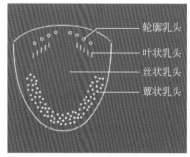

a. 舌面乳头分布图

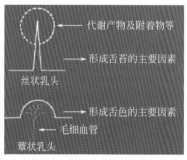

b. 丝状乳头、蕈状乳头与舌象变化关系

图1-5 舌面乳头分布示意图

（1）丝状乳头（图1-6） 丝状乳头细长如丝，由角化上皮、黏膜上皮及突起的固有膜（次级乳头）组成，是形成舌苔的基础。

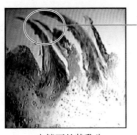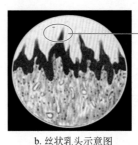

a. 电镜下丝状乳头　　　　　　　　　b. 丝状乳头示意图

图1-6　丝状乳头

（2）蕈状乳头（图1-7） 蕈状乳头顶圆根小，黏膜上皮无角化、无突起而透明，次级乳头固有膜的毛细血管接近上皮表面，所以透过上皮隐约可见固有膜内的毛细血管，使舌面乳头呈红色。

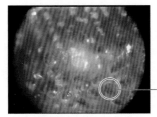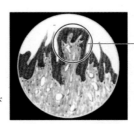

a. 高倍显微镜下蕈状乳头　　　　　　b. 蕈状乳头示意图

图1-7　蕈状乳头

二、蕈状乳头与舌色

舌黏膜固有层的血管十分丰富，透过舌黏膜呈现的颜色即为舌色。蕈状乳头与舌色关系密切，蕈状乳头的形态及血流状况是影响舌体变化，尤其是舌色变化的重要因素。

（1）蕈状乳头血管充血扩张，血流量增加，舌色就会由淡白或淡红向红、绛转变。

（2）蕈状乳头血管收缩或萎缩，血流量减少，舌色就会由红色向淡红或淡白等浅淡的舌色转变。

（3）蕈状乳头微循环异常，表现为瘀血微血管丛、扩张微血管丛等异型微血管丛，舌色就会表现为淡紫或青紫，以及形成瘀点舌或瘀斑舌。

三、丝状乳头与舌苔

舌黏膜的丝状乳头是构成舌苔的主体。由于丝状乳头表面有一层乳白色角化膜，所以肉眼所见正常的舌苔呈现白色。病理性厚苔则是由丝状乳头未脱落的角化层及丝状乳头之间充填的食物碎屑、唾液、细菌、白细胞等形成的。

（1）丝状乳头增生，乳头角化分支增加，代谢产物或附着物增多时，舌苔就会增厚，如果伴某些有色微生物繁殖，就会引起苔色改变。

（2）丝状乳头萎缩变性，会使舌质显露，舌苔则表现为剥落，甚至整个舌质完全显露，形成光剥苔或镜面舌。

四、舌与脏腑、经络、气血津液

中医学理论认为，舌为心之苗、脾胃之外候，舌与气血津液、脏腑经络关系都极为密切。

（1）舌为心之苗 "心开窍于舌"，通过望舌色可以了解人体气血运行情况，从而反映"心主血脉"、"心主神明"的功能。心脉气血充盛，则舌体荣润；心脉气血亏损，则舌体枯萎。神明清灵，则舌体运动灵活，语言清晰，味觉正常；反之，则舌体运动失灵，言语謇涩，味觉退化。《灵枢·经脉》中说："心气通于舌，心和则舌能知五味矣。"

（2）舌为脾胃之外候 舌体依赖气血充养，是全身营养和代谢功能的反映，舌的形态和色泽与脾主运化，化生气血功能直接有关。胃气蒸化谷气上承于舌面形成舌苔，胃气充盛舌苔薄白滋润；胃气衰则舌苔剥少；胃气与邪气交搏，舌苔厚浊。

（3）舌与气血津液的关系紧密 舌苔的润燥与津液的盈亏、输布正常与否有关。舌下肉阜舌系带两侧，有唾液腺腺体的开口，左侧为"金津"，右侧为"玉液"（图1-8），是胃津、肾液上潮的孔道。唾液为津液的一部分，其

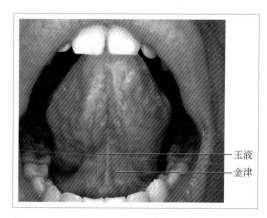

玉液
金津

图1-8 舌下金津玉液图

生成、输布离不开脏腑功能，尤其与脾肾功能有关。通过观察舌体的润燥，可以判断体内津液的盈亏、输布的情况。

（4）舌通过经络与脏腑相连　经络理论是中医理论的重要内容，舌与五脏六腑通过经络、经筋相连：手少阴心经之别系舌本；足少阴肾经挟舌本；足厥阴肝经络舌本；足太阴脾经连舌本散舌下；手少阳三焦经之筋入系舌本。

五、舌面脏腑的分属理论

以舌与经络联系为理论依据，脏腑病变反映于舌面，具有一定的分布规律：舌尖反映上焦心肺病变；舌中反映中焦脾胃病变；舌两侧反映肝胆病变；舌根反映下焦肾的病变（图1-9）。此外，也有舌面胃脘分属理论：舌尖属上脘，舌中属中脘，舌根属下脘，对应相应的胃脘功能表现。舌面脏腑分属理论是一种经验模型，临床应用时还需要与其他症情结合应用。

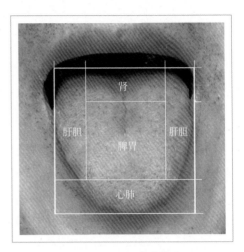

图1-9　舌面脏腑分属

第三节　望舌的内容与方法

一、望舌内容——中医望舌主要看什么？

中医望舌，主要是观察舌体、舌苔、舌下络脉三个方面（表1-1）。

1. 舌体

舌体，也称"舌质"，望舌质时主要观察舌质的神气、颜色、形质、动态等特征。舌质主要反映气血津液、脏腑功能等正气状态，某些情况下也提示病邪的性质。

2. 舌苔

舌苔是舌上黏膜形成的一层苔垢，望舌苔时主要观察舌苔的质地、颜色等特征。正常人舌上有薄薄一层舌苔，是脾胃气阴正常的表现。疾病状态下，舌苔的变化主要提示病邪性质、病位深浅等，也会反映胃气、胃阴以及全身气、阴的状态。

3. 舌下络脉

舌下络脉是舌下舌系带两侧的浅静脉，主要观察其颜色、形态的长短粗细、有无瘀血出血变化等。舌下络脉是人体浅表能够直接观察到的最清晰的浅静脉，主要反映了人体气血运行状态，尤其当血液循环状态异常时，如心脑血管疾病，观察舌下络脉具有很高的诊断价值。

表1-1 望舌的内容对应的临床意义

观察内容	意义
舌质：神、色、形、态	主要反映气血津液、脏腑功能等正气状态
	亦提示病邪性质
舌苔：苔质、苔色	主要反映病邪性质、病邪深浅。
	亦提示胃气、胃阴等状况
舌下络脉	主要反映气血运行状况

二、望舌的方法——临床怎么看舌？

1. 伸舌的方法

望舌可采取坐位或仰卧位，面对自然光线或明亮的白光光源，使舌面光线明亮。伸舌时尽量张口，将舌体伸出口外，舌体放松，舌面平展，舌尖自然向下（图1-10）。伸舌时不宜过分用力，过分用力或伸舌时间过长都容易导致舌色改变，舌尖变红或舌色变暗等。如果一次判断不清，可让病人休息3～5分钟，再重复望舌一次。

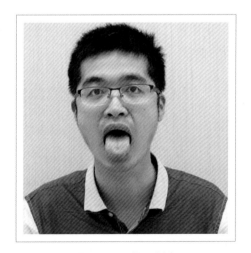

图1-10 伸舌方法

2.望舌的顺序

观察舌象，一般先看舌质，再看舌苔，最后看舌下络脉。若舌苔满布，舌质不显露时，可以先看舌苔，后看舌下。观察舌面部位的顺序，大多从舌尖、舌边、舌中到舌根，顺序观察（图1-11）。

3.望舌下络脉方法

被观察者张口，将舌体向上腭方向翘起，舌尖轻抵上腭，使舌下充分暴露（图1-12）。一般依次观察舌脉的颜色，长短、粗细形态。

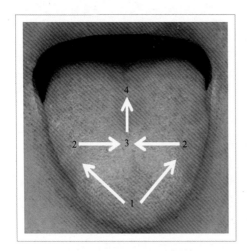

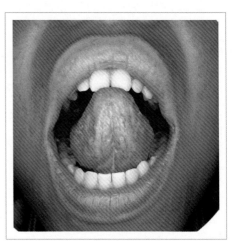

图1-11　望舌的顺序　　　　　　　　　图1-12　望舌下络脉

4.刮舌验苔的方法

刮舌（也叫揩舌）验苔的方法，一般适用于较厚的舌苔，用于鉴别舌苔的有根无根以及是否染苔（图1-13）。用压舌板边缘轻刮舌面，或用蘸生理

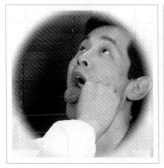

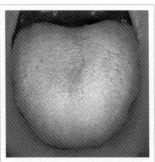

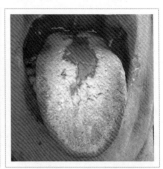

图1-13　刮舌验苔法　　　　图1-14　有根苔　　　　图1-15　无根苔

盐水的纱布轻揩舌面，若舌上苔质刮之不脱，揩之不去，则为"有根苔"（图1-14），多是里有实邪，正气未虚；刮之即去，根底舌质光剥，则为"无根苔"（图1-15），多属正气已虚，或气阴两伤。

三、望舌的注意事项

（1）光线的影响 望舌一般要在光线充足、柔和的室内自然光下进行，应尽可能避免有色光的干扰。光线过暗可使舌色暗滞，白炽灯等黄光下可使舌苔偏黄色，日光灯下舌色偏紫，周围有色物体的反光，也会影响舌色。

（2）饮食药物与染苔假苔的鉴别 进食辛辣使舌色偏红；多吃甜食使舌苔厚腻；服用大量镇静剂后，舌苔会变厚腻；长期服用某些抗生素，可产生黑腻苔或霉苔。另外，还有食物与药物的染苔。染苔与进食有关，如饮用牛奶豆浆等可使舌苔变白变厚，进食蛋黄、橘子、核黄素等，可使舌苔染成黄色；中药、咖啡、酸梅等使舌苔变成灰色或灰褐色，其他有色食物也常会影响舌苔的颜色，需要追问具体饮食情况，加以鉴别（图1-16）。

此外，口腔牙齿状况的异常也会影响舌的边缘或舌苔状况，应与病理现象作鉴别。

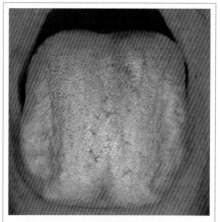

a. 药物染苔

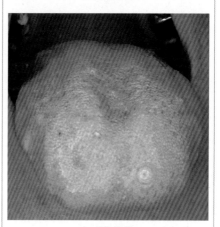

b. 芒果染苔

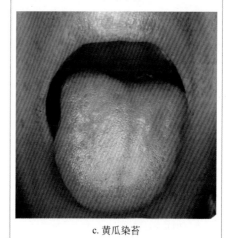

c. 黄瓜染苔

图1-16 各种染苔的表现

第四节 舌象的正常与异常

应用舌象诊病，须首先熟识正常舌象，在掌握正常舌象特征、生理变化的基础上，才能做到"识常达变"。

一、什么是正常舌象？

正常舌象舌色淡红鲜明，舌质滋润，舌体大小适中，柔软灵活自如，老嫩胖瘦适中，无形态异常；舌苔颗粒均匀，色白而润，薄薄地铺于舌面，干湿适中，不黏不腻，揩之不去。正常舌象的表现简称为"淡红舌，薄白苔"（图1-17），是人体脏腑功能正常，气血津液充盈，胃气旺盛，阴阳调和的表现。

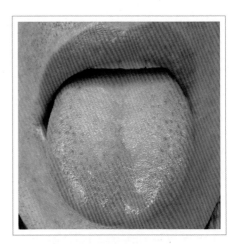

图1-17 淡红舌，薄白苔

正常人的舌象，往往随时间、季节、内外环境的改变，而发生一些微小的变化。如夏季的舌苔稍厚，或薄白而淡黄，秋季的舌苔可薄白而稍干；清晨刚起床时，舌色可略呈暗滞，根部舌苔微厚腻；进食后则舌苔变薄，进食热汤辛辣之后舌色变红等，这些微小的改变均属正常的生理现象。

正常舌象和正常人的舌象是有所区别的。正常舌象是指"淡红舌、薄白苔"，以健康的正常人最为多见，但亚健康状态、疾病状态下也可能出现，甚至某些慢性病患者，治疗过程中病情缓解，状态良好，也可以表现出"淡红舌、薄白苔"的舌象特征。同样，少数情况下，某些正常人存在裂纹、舌体瘦小、舌系带过短等舌象的异常情况，或健康状态虽无明显异常不适，但存在舌象颜色、舌苔厚薄时有轻微异常变化等情况。这些正常人在舌象上的异常表现，主要包括两种情况：一是先天性个体差异，二是健康状态在舌象上细微而敏感的变化，后者舌象变化对健康状态的评估和辨识也是有一定意义的。

二、什么是异常舌象？

一般来说，除正常舌象以外，即不是"淡红舌，薄白苔"的舌象都属于异常舌象。异常舌象表现各异，但往往与疾病或健康状态异常相关联。疾病的变化是一个复杂的病理过程，疾病状态下，机体内在的病理变化常会反映到舌象上来。由于舌象的变化与病情变化具有良好的同步性，因而舌象能为临床病证诊断、疗效评价等提供重要依据。

舌象异常主要表现在舌质（色、形、态）、舌苔（质、色）、舌下络脉（形、色）等方面的异常变化。舌象的异常包括：

① 舌色淡白、枯白，或暗红、红绛，或淡紫、青紫；

② 舌形胖大或瘦薄；

③ 舌质苍老或娇嫩；

④ 舌上或有严重的裂纹、红点、瘀点或芒刺；

⑤ 伸舌姿态颤动、歪斜等异常；

⑥ 舌苔剥落或舌苔满布、厚腻，或舌苔虽薄但苔色黄或灰黑；

⑦ 舌上干燥或水湿严重；

⑧ 舌下络脉青紫或怒张、瘀血，或有出血等。

除此之外，还有舌体感觉的异常，如麻木、酸、辣、肿胀等，舌体本身的疾病，如舌上溃疡、出血、腺体增生、舌癌等。

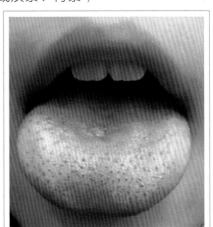

a. 儿童舌：淡嫩

三、舌象的影响因素

舌象容易受年龄、性别、饮食、体质、地域、时间、生理周期、运动、情绪等多种因素影响。

年龄是舌象生理变异的影响因素之一。如儿童舌质多淡嫩或红嫩，蕈状乳头常显露明显，舌苔薄少（图1-18）；

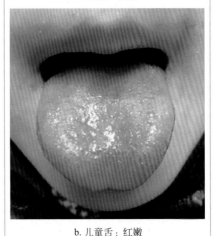

b. 儿童舌：红嫩

图1-18 儿童舌象

老年人精气渐衰，脏腑功能减退，气血运行迟缓，舌黏膜的角化度增加，舌色较暗（图1-19）。

男女性别间舌象差异不明显。但女性在月经期可以出现蕈状乳头充血而舌质偏红或舌尖边部有明显的红刺（图1-20）。

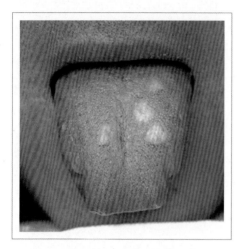 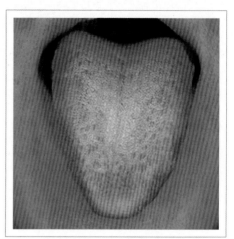

图1-19　老年人舌象　　　　　　　图1-20　女性月经期舌象

个人体质、禀赋因素对舌象有很大影响。禀赋不足，体质较弱者，可见先天性裂纹舌、齿痕舌、地图舌等，严重时会伴有一些明显的临床症状，或表现出对某些疾病的易感性。关于体质与亚健康状态舌象，本书在第四章中将单独论述。

四、如何掌握舌诊方法

中医望舌，内容非常丰富，望舌方法不当，常容易导致错判和疏漏。舌诊内容虽然较多，但是规律性还是很强的，所以，初学者应该把握看舌的线索，抓住一条主线，顺序展开，临床应用就不会错乱、疏漏，切不可只看主要特征，而忽视其他特征和细节。而且，在临床实践中要反复不断训练，将望舌的顺序要点固定成一种"习惯"，久而久之，自然熟能生巧，水到渠成。

抓住一条主线：即"舌质的神色形态—苔质—苔色—舌下"，顺序展开。舌诊内容虽多，但千变万化也不外乎围绕这条主线变化。我们将这一主线变化归纳为：3点、7线、26面（图1-21）。

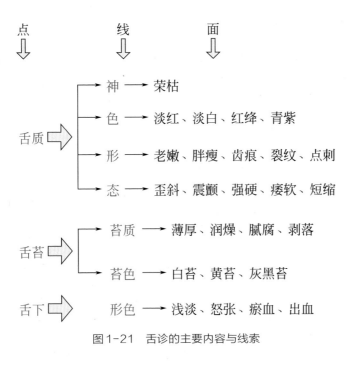

图1-21 舌诊的主要内容与线索

第二章 中医舌诊的内容

Chapter 02

舌诊的内容主要包括望舌质和望舌苔两个方面，望舌质可以推测脏腑虚实和气血盛衰，望舌苔可以推测病邪性质、深浅和邪正消长的情况。

望舌质：主要包括观察舌的神气、颜色、形质、动态以及舌下络脉等内容。

望舌苔：主要包括观察舌苔形质和舌苔颜色两方面的内容。

第一节 舌质

一、舌神

舌神，即舌的神气，是全身神气表现的一部分。舌神是对舌象特征的综合判断，以"红活"作为辨别要点，主要表现为舌质的荣枯。

1. 荣舌（图2-1、图2-2）

　　舌象特征：舌色红润，运动灵活。

　　临床意义：舌有神气，正常舌象或病情轻浅，预后良好。

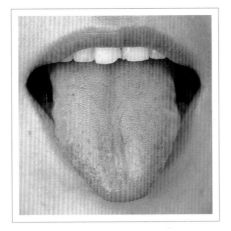

图2-1　荣舌1

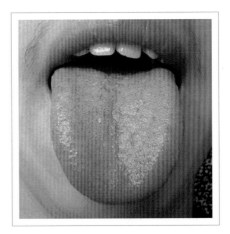

图2-2　荣舌2

2. 枯舌（图2-3、图2-4）

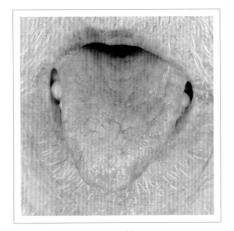

图2-3　枯舌1

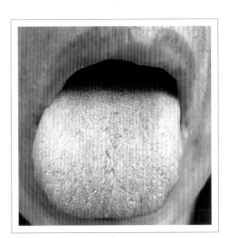

图2-4　枯舌2

　　舌象特征：舌色晦暗，运动不灵活。

　　临床意义：舌无神气，病情较重或预后不佳。

二、舌色

舌色，即舌质的颜色，一般分淡红、淡白、红、绛、青紫五大类，主要反映气血阴阳状况和病邪的属性。

1. 淡红舌（图2-5、图2-6）

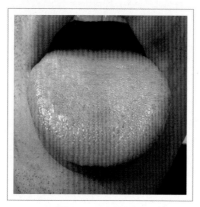 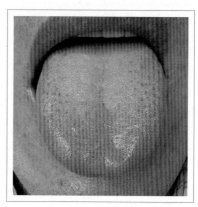

图2-5　淡红舌1　　　　　　　　　　　图2-6　淡红舌2

舌象特征：舌体颜色淡红润泽，白中透红。

临床意义：淡红舌主要反映心气充足，胃气旺盛，气血调和，常见于正常人或外感病等初起，病情轻浅的阶段。

2. 淡白舌（图2-7、图2-8）

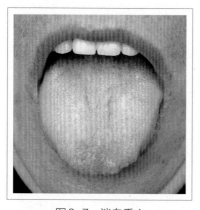 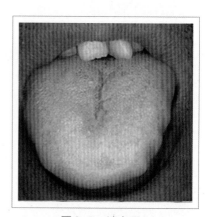

图2-7　淡白舌1　　　　　　　　　　　图2-8　淡白舌2

舌象特征：又称"淡舌"，舌色比正常舌色浅淡，白色偏多，红色偏少。

临床意义：主气血两虚、阳虚。淡白舌常见于贫血，重度营养不良，慢性消化系统、呼吸系统、心血管系统的疾病。

中医学理论认为淡白舌形成主要原因有如下3点。

（1）气血不足，舌部血脉充盈不足。

（2）阳气不足，不能温运血液上荣于舌。

（3）阳虚内寒，经脉收引，气血不能上荣于舌。

3. 枯白舌（图2-9、图2-10）

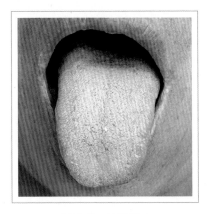

图2-9　枯白舌1

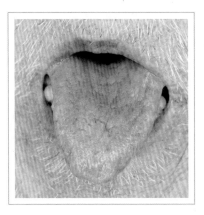

图2-10　枯白舌2

舌象特征：舌色淡白，全无血色，且无光泽。

临床意义：精血亏耗，全身极度虚损，常见于慢性消耗性疾病后期。

4. 红舌（图2-11、图2-12）

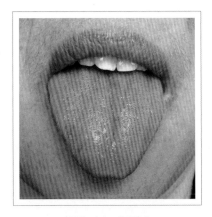

图2-11　红舌1

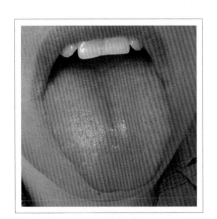

图2-12　红舌2

舌象特征：舌色较正常舌红，呈鲜红色。

临床意义：主热证，一般舌质愈红，提示热势愈甚。

红舌所主热证又有实热和虚热之别：① 实热典型舌象表现为舌红有苔，舌苔薄黄或黄厚腻；② 虚热等典型舌象表现为舌红少苔或无苔，或各类剥苔。

5. 绛舌（图2-13、图2-14）

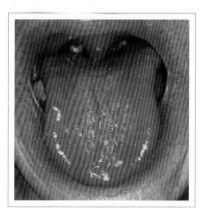 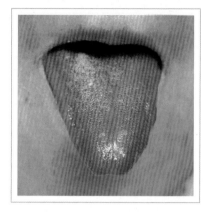

图2-13 绛舌1　　　　　　　　　　图2-14 绛舌2

舌象特征：舌色较红舌更深红或带暗红色。

临床意义：主热入营血，耗伤营阴。

红、绛舌形成原因主要有以下3点：

（1）邪热亢盛，气血沸涌，舌部血络充盈。

（2）热入营血，耗伤营阴，煎熬血液。

（3）阴虚水涸，虚火上炎。

6. 舌尖红（图2-15、图2-16）

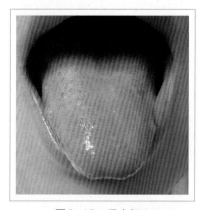 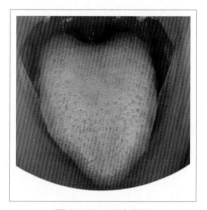

图2-15 舌尖红1　　　　　　　　　　图2-16 舌尖红2

舌象特征：舌尖部色红或有红点，甚至红碎。

临床意义：多提示心火旺或心肺郁热。

7. 舌边尖红（图2-17、图2-18）

舌象特征：舌色淡红或稍红，舌边尖部红色尤为突出。

临床意义：多提示外感表证初起，心肺有热，或心肝火旺。

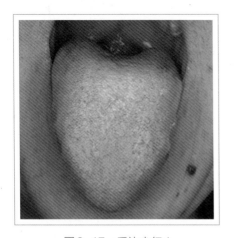

图2-17　舌边尖红1

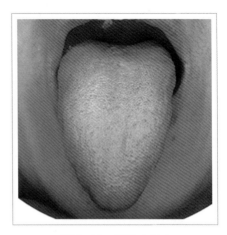

图2-18　舌边尖红2

8. 青紫舌（图2-19、图2-20）

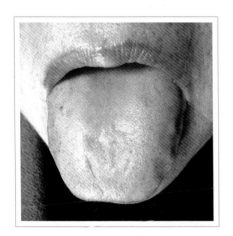

图2-19　青紫舌1

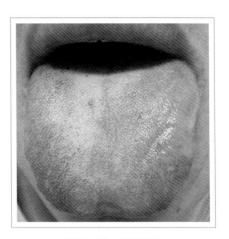

图2-20　青紫舌2

舌象特征：全舌呈均匀青色或紫色，或在舌色中泛现青紫色，甚则颜色青黑或紫黑。青紫程度与瘀血的程度相关，瘀血越重，青紫紫暗的程度越重。

临床意义：主气血运行不畅，血瘀。

中医学认为青紫舌形成一般有以下6种情况。

（1）阴寒内盛，阳气不宣，气血不畅，血脉瘀滞。

（2）热毒炽盛，深入营血，营阴受灼，气血不畅。

（3）肺失宣肃或肝失疏泄，气机不畅；或气虚无以推动血行而致血流瘀滞。

（4）暴力外伤，损伤血络，血液溢出而现青紫。

（5）痰湿内阻，或癥瘕积聚，肿块瘀阻，血行不畅。

（6）亦可见于某些先天性心脏病和食物中毒等症。

9. 淡紫舌（图2-21、图2-22）

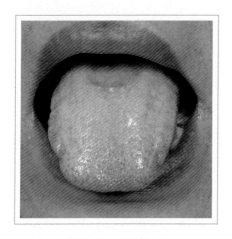 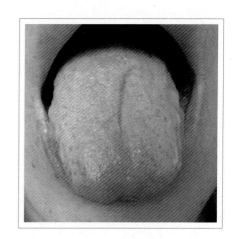

图2-21　淡紫舌1　　　　　　　　　　　图2-22　淡紫舌2

舌象特征：舌色淡白而泛现青紫色。

临床意义：阴寒内盛，气血不畅，或气血亏虚而兼有瘀血。

10. 瘀斑舌（图2-23、图2-24）

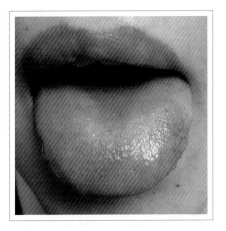

图2-23　瘀斑舌1

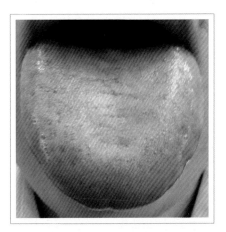

图2-24　瘀斑舌2

舌象特征：舌面局部出现青紫色斑块，大小不一。

临床意义：提示脏腑或局部气血瘀滞。

11. 瘀点舌（图2-25、图2-26）

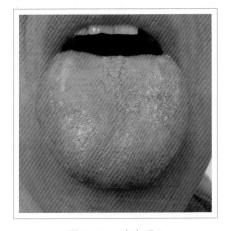

图2-25　瘀点舌1

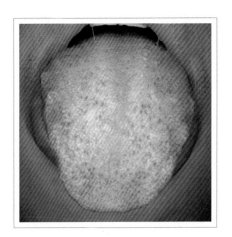

图2-26　瘀点舌2

舌象特征：舌面出现青紫或紫黑色瘀点，多见于舌尖、边部。

临床意义：提示脏腑或局部气血瘀滞。

三、舌形质

舌体的形质包括老嫩、胖瘦、齿痕、点刺、裂纹等方面，主要反映正气盛衰、脏腑功能、邪正关系等。

1. 老舌（图2-27、图2-28）

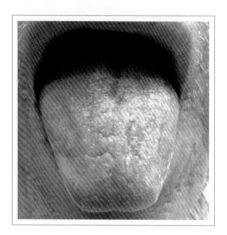 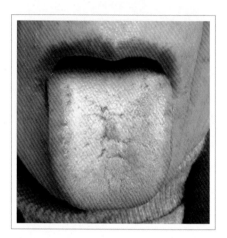

图2-27　老舌1　　　　　　　　　　图2-28　老舌2

舌象特征：舌体坚敛苍老，纹理粗糙或皱缩，舌色较暗。

临床意义：老舌多见于病邪侵袭，正气未虚，邪正抗争的实证。

2. 淡嫩舌（图2-29、图2-30）

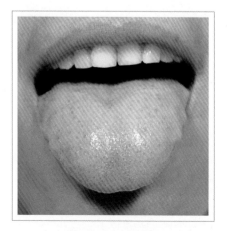 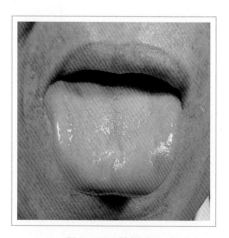

图2-29　淡嫩舌1　　　　　　　　　图2-30　淡嫩舌2

舌象特征：舌体浮胖娇嫩，纹理细腻，舌色浅淡。

临床意义：多见于气血虚弱，脏腑功能减退的虚证。

3. 红嫩舌（图2-31、图2-32）

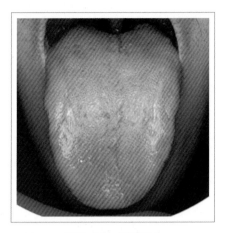

图2-31　红嫩舌1

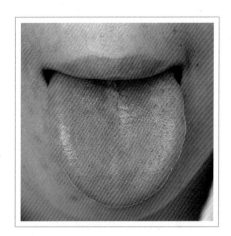

图2-32　红嫩舌2

舌象特征：舌体胖嫩，舌色偏红。

临床意义：提示气阴两虚。

4. 胖大舌（图2-33、图2-34）

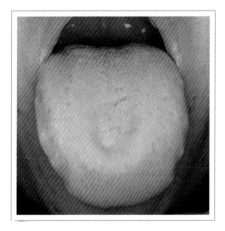

图2-33　胖大舌1

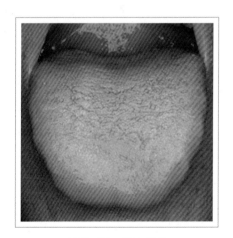

图2-34　胖大舌2

舌象特征：舌体比正常舌大，伸舌满口，可伴有舌边齿痕。

临床意义：多因水湿痰饮阻滞所致。

5. 淡胖舌（图2-35、图2-36）

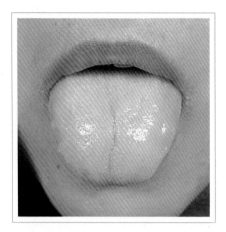 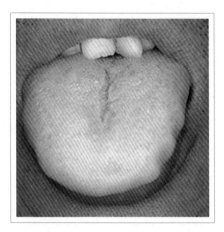

图2-35　淡胖舌1　　　　　　　　　图2-36　淡胖舌2

舌象特征：舌色较淡，舌体胖大而嫩，常见舌苔水滑或舌边有齿痕。

临床意义：多由脾肾阳虚，津液不化，水湿停滞所致。

6. 肿胀舌（图2-37、图2-38）

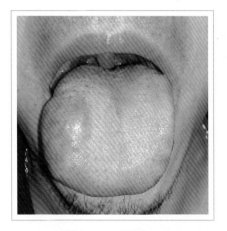 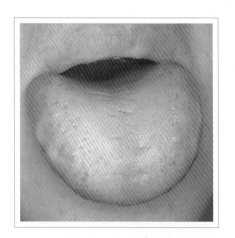

图2-37　肿胀舌1　　　　　　　　　图2-38　肿胀舌2

舌象特征：舌体肿大而厚实，伸舌满口，甚则不能收回口中，舌色多红或青紫。

临床意义：多见于心脾热甚，外感湿热，也见于舌的局部病变。

7. 齿痕舌（图2-39、图2-40）

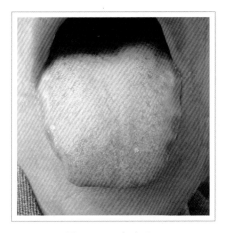

图2-39　齿痕舌1

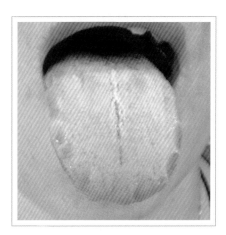

图2-40　齿痕舌2

　　舌象特征：舌边有齿痕，舌体胖大、不胖大均可见。

　　临床意义：舌淡不胖而有齿痕多属脾虚或气虚，舌胖大而多齿痕多属脾虚或湿困。

8. 红瘦舌（图2-41、图2-42）

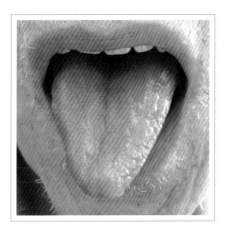

图2-41　红瘦舌1

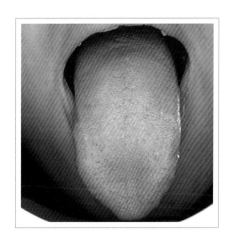

图2-42　红瘦舌2

　　舌象特征：舌体瘦薄，舌质红或绛，舌干少苔或无苔。

　　临床意义：为气阴两虚或阴虚火旺。

9. 淡瘦舌（图2-43、图2-44）

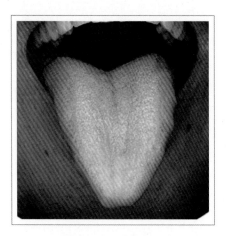

图2-43 淡瘦舌1

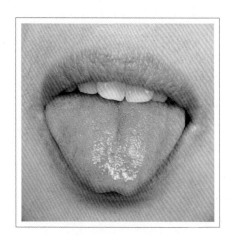

图2-44 淡瘦舌2

舌象特征：舌体瘦薄，舌色淡白。

临床意义：多见于久病气血两虚，机体失于濡养。

10. 红点舌（图2-45、图2-46）

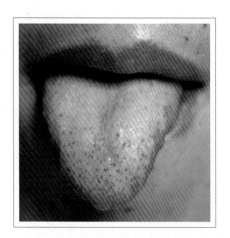

图2-45 红点舌1

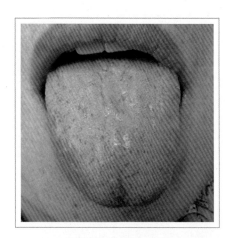

图2-46 红点舌2

舌象特征：蕈状乳头体积增大，数目增多，乳头内充血水肿，多见于舌的边、尖部。

临床意义：提示血热或脏腑内热。

⓫ 芒刺舌（图2-47、图2-48）

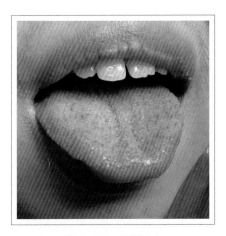

图2-47　芒刺舌1

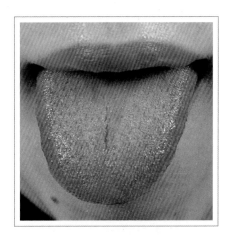

图2-48　芒刺舌2

舌象特征：蕈状乳头增大，高突，并形成尖峰，形如芒刺，抚之棘手。

临床意义：为血分热甚或内脏阳热亢盛的征象。

　　观察点刺的颜色，还可以估计气血运行情况以及疾病的程度。如点刺鲜红为血热，点刺绛紫为热甚，如点刺色白为水肿。

⓬ 裂纹舌（图2-49、图2-50）

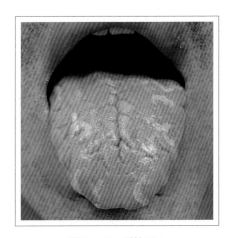

图2-49　裂纹舌1

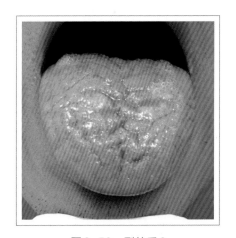

图2-50　裂纹舌2

舌象特征：舌面上出现各种形状的裂纹、裂沟，深浅不一、多少不等，统称为裂纹舌。裂纹或裂沟中无舌苔覆盖者，多属病理性裂纹；如沟裂中有舌苔覆盖，则多见于先天性裂纹。根据舌色不同，分为淡裂舌和红裂舌。

临床意义： 提示精血亏虚，或阴津耗损，是舌体失养，甚至全身营养不良的一种表现。舌色浅淡而裂纹者，是血虚之候；舌色红绛而有裂纹，则由热盛伤津，阴津耗损所致。

附 ❶ 淡裂舌（图2-51、图2-52）

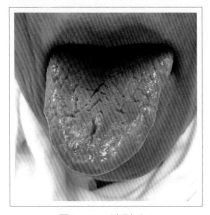 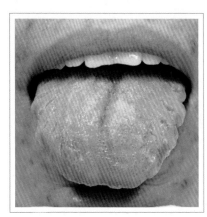

图2-51 淡裂舌1　　　　　　　　　　图2-52 淡裂舌2

舌象特征： 舌色浅淡而有裂纹。

临床意义： 多属血虚或脾虚，舌体失养所致。

附 ❷ 红裂舌（图2-53、图2-54）

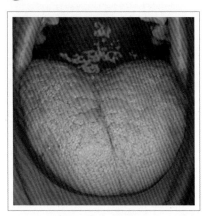 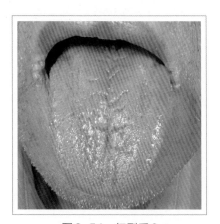

图2-53 红裂舌1　　　　　　　　　　图2-54 红裂舌2

舌象特征： 舌色红绛而裂纹。

临床意义： 由热盛伤津，阴液耗损所致。

⓭ 舌衄（图2-55）

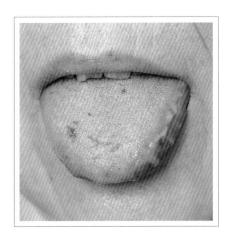

图2-55 舌衄

　　舌象特征：舌上有出血点。

　　临床意义：可由实热、虚热或气虚等原因所导致。舌体红或红肿，舌上出血较多，多属实热；舌上出血伴舌红少苔或光剥，多属虚热；舌上出血不多，色淡红，多属脾虚，气不摄血。

⓮ 舌疮（图2-56、图2-57）

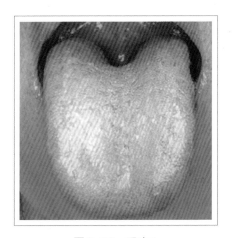

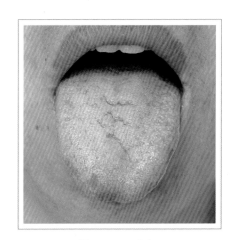

图2-56 舌疮1　　　　　　　　　　图2-57 舌疮2

　　舌象特征：舌体生溃疡，大小不一，疼痛。

　　临床意义：多由心火上炎或阴虚火旺、气阴两伤所致。初发者多与心火、胃热有关；反复发作者，多见于阴虚火旺，或气虚、阳虚。

四、舌态

舌态，即舌的动态活动情况。舌态主要表现为正常舌态、舌歪斜、舌僵硬、舌痿软、舌短缩、舌吐弄、舌震颤等情况。

1. 正常舌态（图2-58、图2-59）

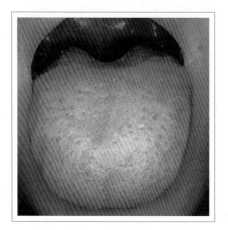

图2-58　正常舌态1

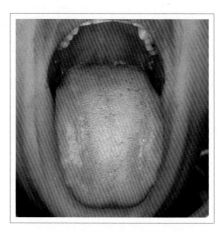

图2-59　正常舌态2

舌象特征：舌体活动灵便，伸缩自如。

临床意义：提示气血充盛，经脉通调，脏腑健旺。

2. 舌歪斜（图2-60、图2-61）

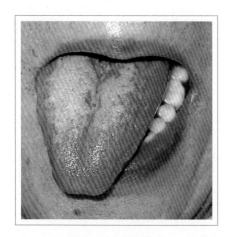

图2-60　舌歪斜1

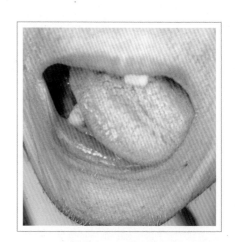

图2-61　舌歪斜2

舌象特征：伸舌时舌体偏向一侧。

临床意义：多由肝火夹痰或痰瘀阻滞经络经脉偏废而致，多见于中风病。

3. 舌僵硬（图2-62）

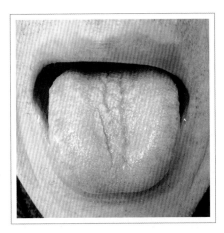

图2-62　舌僵硬

舌象特征：舌体僵硬，不能转动或伸缩不利。

临床意义：舌僵硬而舌色红，少津者为热盛伤津；舌体僵硬而舌苔厚腻者为风痰阻络；突然舌强语謇，伴有肢体麻木、眩晕者为中风先兆。

4. 舌痿软（图2-63、图2-64）

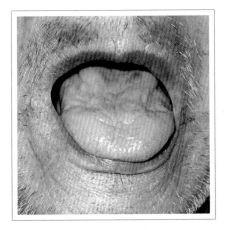

图2-63　舌痿软1

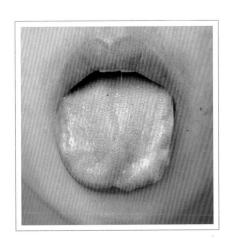

图2-64　舌痿软2

舌象特征：舌体软弱，无力伸舌和回旋。

临床意义：舌痿软而红绛少苔者为热邪伤阴，或内伤久病，阴虚火旺。舌痿软而枯白无华者为久病气血虚衰。

⑤ 舌短缩（图2-65）

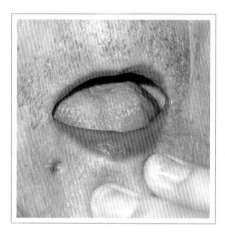

图2-65　舌短缩

舌象特征：舌体卷缩，不能伸长，甚者不能抵齿。

临床意义：舌短缩，舌色淡或青紫而湿润，多属寒凝筋脉；舌色红绛而干，多属热病伤津；舌短而胖大，或伴舌苔厚腻，多属风痰阻络。

⑥ 舌吐弄

舌象特征：吐舌，舌伸于口外，不即回缩；弄舌，伸舌反复舔口唇四周，如蛇舔。

临床意义：心脾有热，热甚动风。病情危急时见吐舌多为心气已绝，亦见于先天愚型患者。

⑦ 舌震颤

舌象特征：舌体不自主地颤动，动摇不宁。伸舌时颤动尤为明显。

临床意义：动风的表现之一。舌色淡白而颤动为血虚动风；舌绛紫颤动为热盛动风或肝阳化风。

五、舌下络脉

舌下络脉是舌下位于舌系带两侧的纵行静脉，主要反映气血的运行状态。

舌下络脉常见的异常表现包括：舌脉粗长如网、舌脉曲张、舌脉瘀血等。

1. 正常舌脉（图2-66）

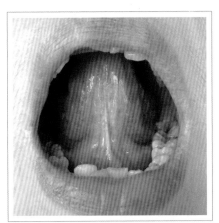

图2-66　正常舌脉

舌象特征：舌下络脉是位于舌系带两侧纵行的大络脉，管径小于2.7mm，长度不超过舌下肉阜至舌尖的3/5，络脉颜色为淡紫色。

临床意义：正常舌脉。

2. 舌脉粗长如网（图2-67、图2-68）

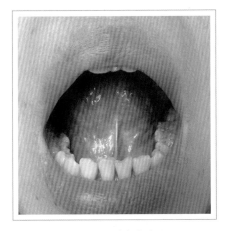

图2-67　舌脉粗长如网1

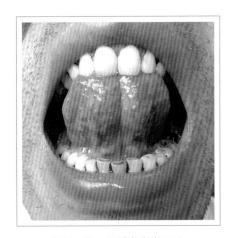

图2-68　舌脉粗长如网2

舌象特征：舌下络脉粗胀增长，呈紫色或紫黑色网状。
临床意义：是气血瘀滞的征象。

3. 舌脉曲张（图2-69）

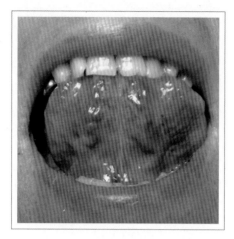

图2-69　舌脉曲张

舌象特征：舌下络脉明显曲张增粗，颜色呈青紫或紫暗。
临床意义：多由气滞血瘀，血行瘀阻所致。

4. 舌脉瘀血（图2-70）

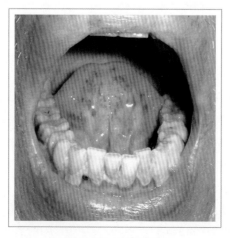

图2-70　舌脉瘀血

舌象特征：舌下络脉或细小脉络呈青紫或紫黑色，或络脉如紫色珠子状大小不等的瘀血结节等改变。

　　临床意义：是瘀血的征象，瘀血可以有血寒、血热、气滞、痰湿、阳虚等诸多原因。

第二节　舌苔

一、苔质

　　苔质主要指舌苔的厚薄、润燥、腻松、腐霉、剥落等方面的改变，主要反映胃气、胃阴、津液的存亡，病邪的性质及深浅等。

❶ 薄苔（图2-71、图2-72）

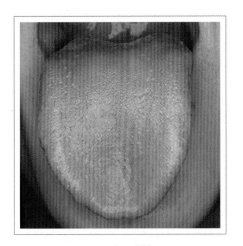

图2-71　薄苔1

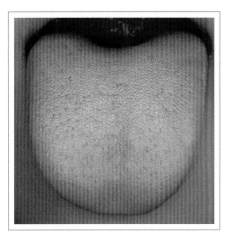

图2-72　薄苔2

　　舌象特征：透过舌苔能隐隐地见到舌体，又称见底苔。

　　临床意义：舌苔是胃气、胃阴上蒸于舌面而成。薄苔多见于正常人，提示胃有生发之气，或疾病初起在表，病情轻浅，未伤胃气的阶段。

②. 厚苔（图2-73、图2-74）

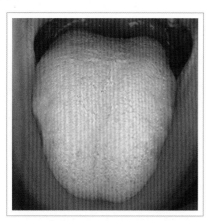

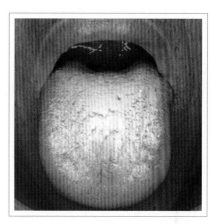

图2-73　厚苔1　　　　　　　　　　　　图2-74　厚苔2

舌象特征：透过舌苔不能见到舌体，又称不见底苔。

临床意义：多由胃气夹湿浊邪气熏蒸而致，主邪盛入里，或内有痰湿、食积诸邪。

舌苔由薄变厚提示邪气渐盛为病进；舌苔由厚逐渐化薄，或舌上薄苔复生，提示正气胜邪，为病退的征象。

③. 润苔（图2-75、图2-76）

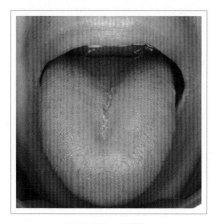

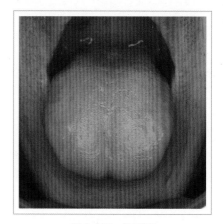

图2-75　润苔1　　　　　　　　　　　　图2-76　润苔2

舌象特征：舌苔干湿适中，不滑不燥为润苔。

临床意义：是正常人舌象的表现之一，疾病过程中的润苔，提示体内津液未伤。

4. **滑苔**（图2-77、图2-78）

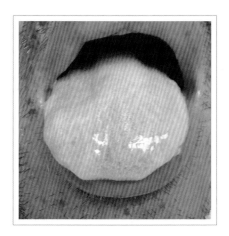

图2-77　滑苔1

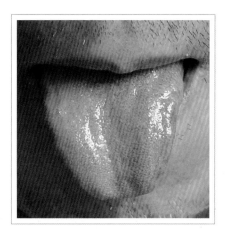

图2-78　滑苔2

　　舌象特征：舌面水分过多，伸舌欲滴，扪之湿滑为滑苔。

　　临床意义：提示体内水湿之邪内聚。多见于脾阳不振，寒湿内生或痰饮内停等病证。

5. **燥苔**（图2-79、图2-80）

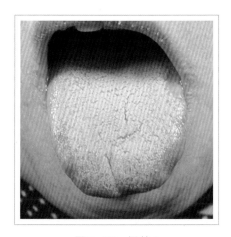

图2-79　燥苔1

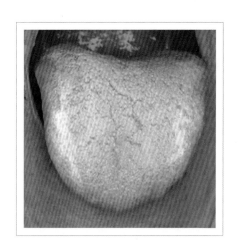

图2-80　燥苔2

　　舌象特征：舌苔干燥，扪之无津，甚则苔燥干裂。

　　临床意义：可见于各类热证、燥证、津液亏虚证等，提示体内津液已伤。亦有因阳气受痰饮水湿等阴邪困阻，津液失于输布所致。

6. 糙苔（图2-81）

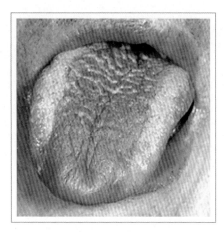

图2-81　糙苔

舌象特征：苔质干而粗糙，扪之挫手。糙苔多由燥苔进一步发展而成。

临床意义：多见于热甚伤津之重症。

舌苔由润变燥，表示热甚伤津，或津失输布；反之舌苔由糙转润，主热退津复，或饮邪始化。

7. 腻苔（图2-82、图2-83）

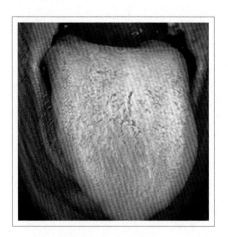

图2-82　腻苔1

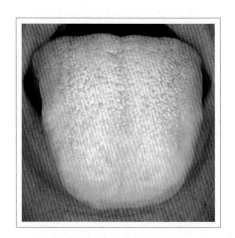

图2-83　腻苔2

舌象特征：苔质颗粒细腻致密，融合成片，中间厚边周薄，紧贴于舌面，揩之不去，刮之不易脱落者，称为腻苔。

临床意义：主湿浊，痰饮，食积。

　　腻苔形成主要原因为舌面丝状乳头增加，各乳头的角化树呈柱状镶嵌，不易脱落，代谢产物、黏液、食物颗粒、细菌、真菌、渗出的细胞等使舌苔呈油腻状紧贴于舌面为腻苔。

（1）垢腻苔（图2-84、图2-85）

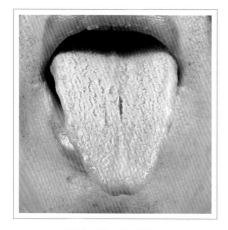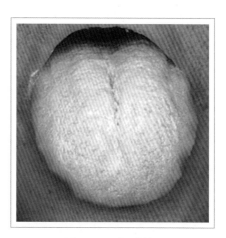

图2-84　垢腻苔1　　　　　　　　　　图2-85　垢腻苔2

舌象特征：舌苔腻而垢浊。

临床意义：多为湿热邪浊蕴阻胃肠，上泛舌面而致。

（2）黏腻苔（图2-86、图2-87）

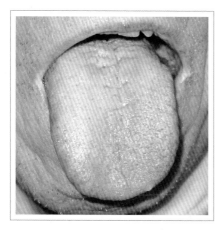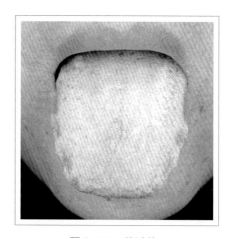

图2-86　黏腻苔1　　　　　　　　　　图2-87　黏腻苔2

舌象特征：腻苔上罩有一层白色或透明的稠厚黏液者称为黏腻苔。

临床意义：多见于脾胃湿浊。

（3）滑腻苔（图2-88、图2-89）

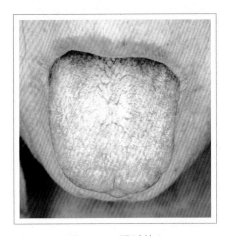
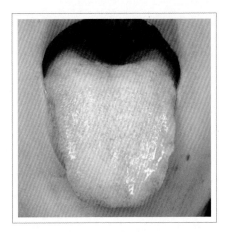

图2-88　滑腻苔1　　　　　　　　　图2-89　滑腻苔2

舌象特征：舌苔腻，湿润滑利者，称为滑腻苔。

临床意义：主痰浊，或寒湿内阻，阳气被遏。

（4）燥腻苔（图2-90、图2-91）

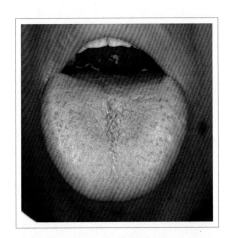
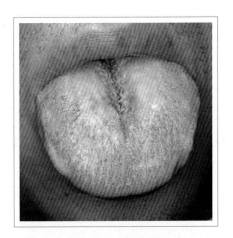

图2-90　燥腻苔1　　　　　　　　　图2-91　燥腻苔2

舌象特征：苔厚腻而干燥为燥腻苔。

临床意义：多见于时邪夹湿，热自里发者，或为湿浊之邪化热伤津。

8. 腐苔（图2-92、图2-93）

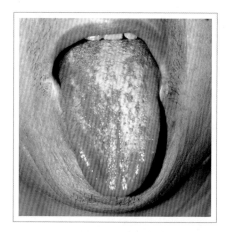

图2-92　腐苔1

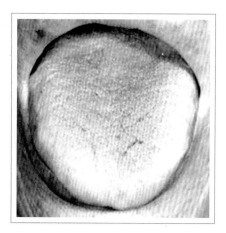

图2-93　腐苔2

舌象特征：苔质颗粒较粗大而根底浮松，如豆腐渣堆铺舌面，边中皆可厚，揩之可去或成片脱落，舌底光滑者，称为腐苔。

临床意义：腐苔为胃气衰败湿邪上泛之证。

腐苔形成一般先由邪热蒸腾胃中秽浊之邪上泛，聚浊于舌，又因久病胃气匮乏，不能续生新苔，已生之苔不能与胃气相通，渐渐脱离舌体，浮于舌面而成，属无根苔。

9. 脓腐苔（图2-94、图2-95）

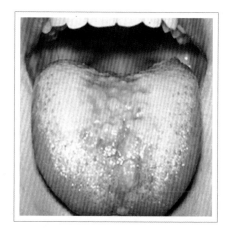

图2-94　脓腐苔1

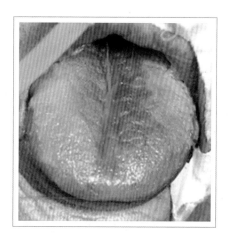

图2-95　脓腐苔2

舌象特征： 苔上黏厚一层有如疮脓则称脓腐苔。

临床意义： 为热毒上泛，胃气衰败的征象。

⑩ 白霉苔（图2-96）

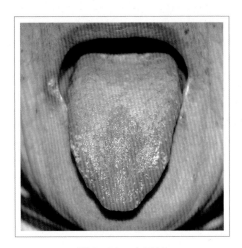

图2-96　白霉苔

舌象特征： 舌上生糜点如饭粒，或满舌糜点形如凝乳，甚则漫延到舌下或口腔其他部位，揩之可去，旋即复生，舌面光红，称为白霉苔亦称霉腐苔。

临床意义： 多见于机体气阴两虚，正虚不胜邪，湿热秽浊之邪泛滥的危重病者。

⑪ 剥苔

舌象特征： 舌苔全部或部分剥落，剥落处舌面光滑无苔，称为剥苔，舌淡苔剥者称为"淡剥苔"，舌红或红绛苔剥者称为"红剥苔"。舌苔多处剥落，舌面仅斑驳残存少量舌苔者，称为"花剥苔"；舌苔剥落处舌面不光滑，仍有新生苔质颗粒，或舌乳头可见者，称为"类剥苔"；舌苔不规则剥落，边缘凸起，界限清楚，形似地图，部位时有转移者，称为"地图舌"；舌苔全部剥落，舌面光滑如镜者，称为"镜面舌"，镜面舌色红绛者称为"镜面红舌"，镜面舌色淡白者称为"镜面淡舌"。

（1）淡剥苔（图2-97）

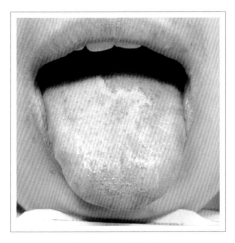

图2-97 淡剥苔

舌象特征： 舌色淡嫩，舌苔剥落。

临床意义： 为胃气虚弱，气血两虚的征象。

（2）红剥苔（图2-98、图2-99）

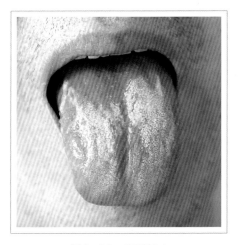

图2-98 红剥苔1

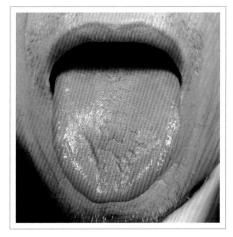

图2-99 红剥苔2

舌象特征： 舌质红绛而舌苔剥落。

临床意义： 为胃阴不足，阴虚火旺，气阴两虚的征象。

（3）花剥苔（图2-100、图2-101）

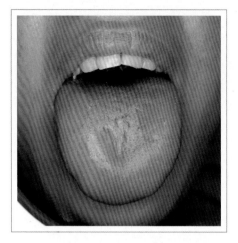
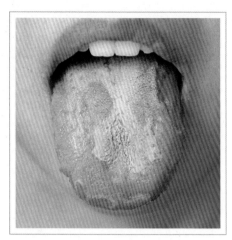

图2-100　花剥苔1　　　　　　　　图2-101　花剥苔2

舌象特征：舌苔斑片状剥落，未剥落处仍有腻苔或白苔。

临床意义：为胃气已虚，湿浊之邪未化，病情比较复杂的征象。

（4）类剥苔（图2-102、图2-103）

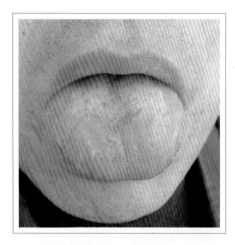
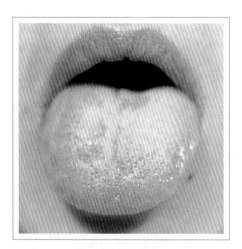

图2-102　类剥苔1　　　　　　　　图2-103　类剥苔2

舌象特征：舌苔剥落处，舌面不光滑，仍有新生苔质颗粒或乳头可见。

临床意义：为胃气胃阴不足，消化功能减弱的征象，也见于过敏体质者。

（5）地图舌（图2-104、图2-105）

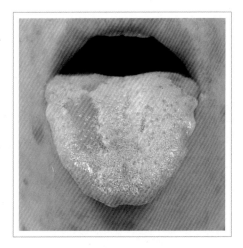 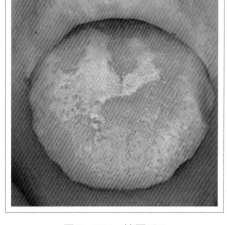

图2-104 地图舌1　　　　　　　　　　　图2-105 地图舌2

舌象特征：舌苔成片剥落，边缘突起，界线清楚，剥落部位经常改变。

临床意义：为气阴两虚或过敏体质者多见。

（6）镜面舌

舌象特征：舌苔剥落殆尽，舌面光滑如镜，称为镜面舌。根据舌色不同分为镜面红舌和镜面淡舌。

临床意义：提示病情深重，胃气已败，机体营养极度损耗。

❶ 镜面红舌（图2-106、图2-107）

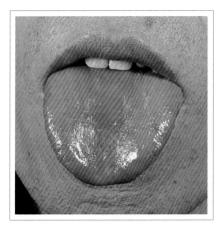 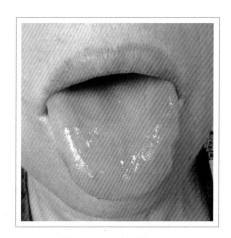

图2-106 镜面红舌1　　　　　　　　　　图2-107 镜面红舌2

舌象特征：舌苔光剥，舌色红。

临床意义：为胃阴干涸，胃无生发之气的征象。

❷ 镜面淡舌（图2-108）

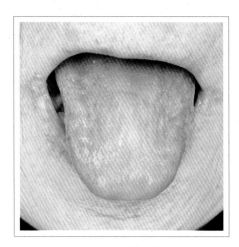

图2-108　镜面淡舌

舌象特征：舌色淡白，苔光剥如镜。

临床意义：为营血大亏，胃气将脱，病重难治的征象。

观察舌苔的有无，消长及剥落变化，不仅能测知胃气、胃阴的存亡，亦可反映邪正盛衰，判别疾病的预后；舌苔剥落为正气渐衰的表现；薄苔复生为邪去正胜，胃气渐复的佳兆。

二、苔色

苔色主要分白苔、黄苔、灰黑苔三类。苔色变化主要反映病邪的性质，同时要和苔质变化结合起来进行分析。

❶ 白苔

舌象特征：苔色白。

临床意义：可见于正常人，也主表证、寒证。

结合苔质厚薄及润燥，分为薄白苔、白厚苔和白燥苔，薄白苔分为薄白润苔、薄白滑苔、薄白干苔，白厚苔分为白厚腻苔、白厚腻干苔、积粉苔等。

（1）薄白润苔（图2-109、图2-110）

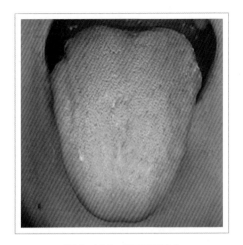

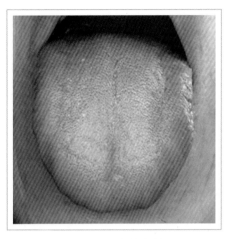

图2-109　薄白润苔1　　　　　　　图2-110　薄白润苔2

舌象特征：苔色白，透过白苔可以看到舌体，舌面湿润。

临床意义：多见于正常人；或疾病初期，病情轻浅。

（2）薄白干苔（图2-111、图2-112）

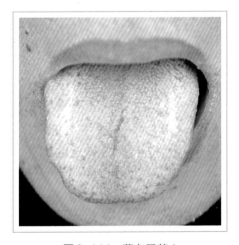

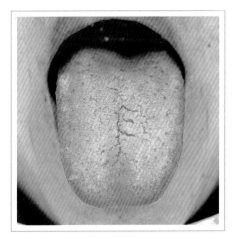

图2-111　薄白干苔1　　　　　　　图2-112　薄白干苔2

舌象特征：舌苔薄白，苔面少津或苔有裂纹。

临床意义：提示表邪化热，风热耗津。

（3）薄白滑苔（图2-113）

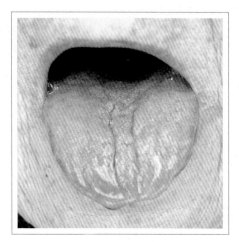

图2-113　薄白滑苔

舌象特征：舌苔薄白，舌面水分多而欲滴。

临床意义：提示外感寒邪或脾阳不振，水湿内停。

（4）白厚苔（图2-114、图2-115）

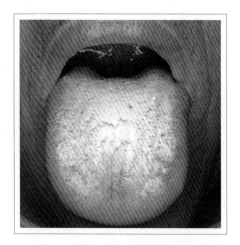

图2-114　白厚苔1

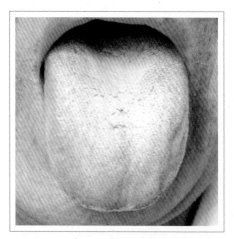

图2-115　白厚苔2

舌象特征：苔色呈乳白或粉白色，苔质厚，舌体被舌苔遮盖而不见底。

临床意义：为里寒证或寒湿证的征象。

（5）白厚腻苔（图2-116、图2-117）

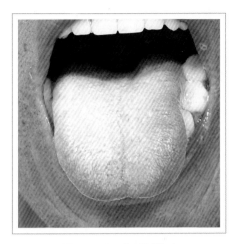

图2-116 白厚腻苔1

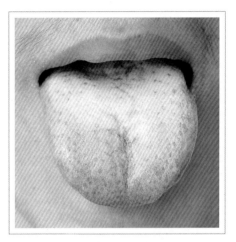

图2-117 白厚腻苔2

舌象特征：舌苔白，苔质厚，紧贴舌面，舌面湿润。

临床意义：主湿浊内困，痰饮内停或食积。

（6）白厚腻干苔（图2-118、图2-119）

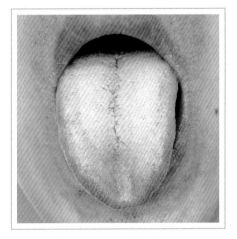

图2-118 白厚腻干苔1

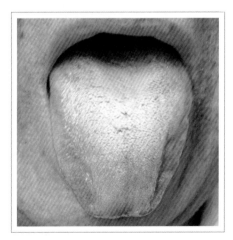

图2-119 白厚腻干苔2

舌象特征：舌苔白，舌质厚腻，舌面干燥。

临床意义：主湿浊内阻，津气不得宣化之象。

（7）积粉苔（图2-120、图2-121）

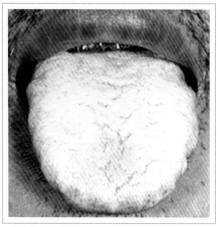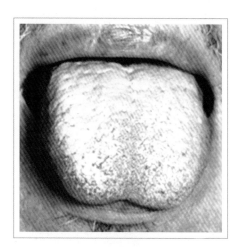

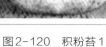

图2-120　积粉苔1　　　　　　　　　图2-121　积粉苔2

舌象特征：舌苔白，苔质厚而干，白如积粉，甚至燥裂，扪之粗糙。

临床意义：可见于外感温热病，秽浊湿邪与热毒相结诸证，燥热伤津所致。

（8）白燥苔（图2-122）

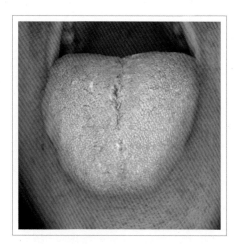

图2-122　白燥苔

舌象特征：舌苔白，苔质干燥，甚至干燥有裂纹（称为白燥裂苔），扪之挫手。

临床意义：为阳虚气不化津，或燥热伤津之征象。

❷ 黄苔

舌象特征：舌苔呈黄色。结合苔色深浅，苔质厚、薄、润、燥等，分为薄黄苔、深黄苔、焦黄苔、黄糙苔、黄滑苔、黄腻苔、黄黏腻苔等。

临床意义：主热证、里证。

（1）薄黄苔（图2-123、图2-124）

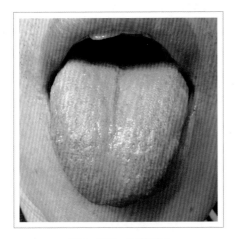 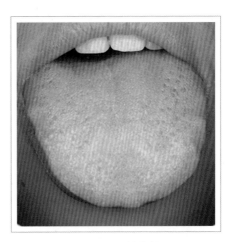

图2-123　薄黄苔1　　　　　　　　　图2-124　薄黄苔2

舌象特征：舌苔薄，呈均匀淡黄色或微黄色。

临床意义：为邪热轻的表现，多见于风热表证或风寒化热入里。

（2）深黄苔（图2-125、图2-126）

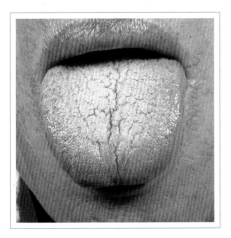 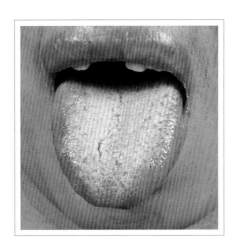

图2-125　深黄苔1　　　　　　　　　图2-126　深黄苔2

舌象特征：苔色深黄，苔质略厚，又称正黄苔。

临床意义：为邪热入里，里热炽盛，是里实热证的征象。

（3）焦黄苔（图2-127）

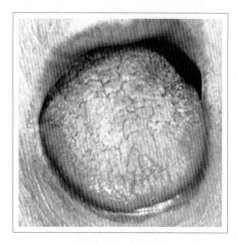

图2-127　焦黄苔

舌象特征：黄苔中间夹有灰褐色，舌质干，又称老黄苔。

临床意义：为邪热炽盛，日久不化的征象。

（4）黄糙苔（图2-128）

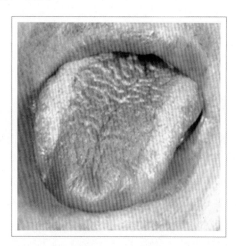

图2-128　黄糙苔

舌象特征：舌苔黄，苔质干硬粗松如沙石或呈黄瓣，扪之糙之。

临床意义：为邪热伤津，燥结腑实的征象。

（5）黄滑苔（图2-129）

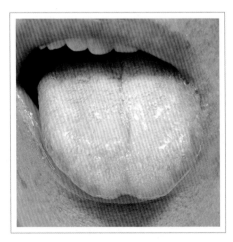

图2-129　黄滑苔

舌象特征：苔色淡黄，苔质润滑，多津液。

临床意义：多见于阳虚寒湿之体，痰饮聚之化热，或气血亏虚者感受湿热之邪。

（6）黄腻苔（图2-130、图2-131）

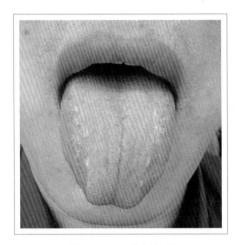

图2-130　黄腻苔1

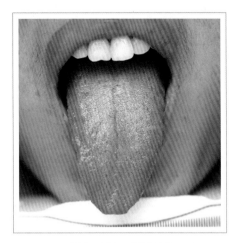

图2-131　黄腻苔2

舌象特征：苔色黄，苔质黏腻。

临床意义：主湿热，痰饮化热或食积热腐。

（7）黄黏腻苔（图2-132）

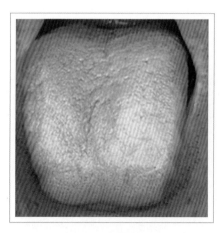

图2-132　黄黏腻苔

舌象特征：苔色黄而腻，舌面多黏液。

临床意义：痰涎或湿浊与邪热胶结之象。

❸ 灰黑苔

舌象特征：苔色浅黑，称为"灰苔"，灰苔与黑苔只是颜色深浅的差别，故常并称为"灰黑苔"。结合苔质润燥、厚薄、腐腻等，分为灰黑腻润苔、灰黑干燥苔等。

临床意义：主热极或寒盛。

（1）灰黑腻润苔（图2-133、图2-134）

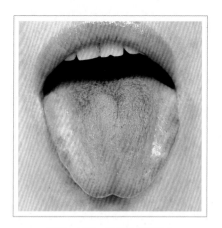

图2-133　灰黑腻润苔1

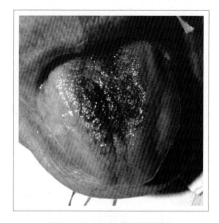

图2-134　灰黑腻润苔2

舌象特征：白腻苔上出现部分灰黑色，舌质淡嫩，湿润。

临床意义：为阳虚寒湿，痰饮内停的征象。

（2）灰黑干燥苔（图2-135、图2-136）

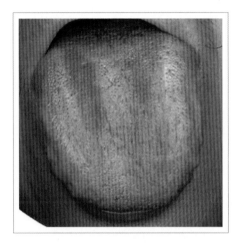

图2-135　灰黑干燥苔1

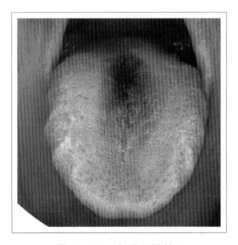

图2-136　灰黑干燥苔2

舌象特征：苔灰黑色，苔质干燥，甚至干裂起刺，舌面无津。

临床意义：主热极津亏。

④ 相兼苔色

临床上有时会同时出现两种或以上的苔色，称为相兼苔色，常见：黄白相间苔、黑（灰）白相间苔、黄腻灰黑相兼苔等。

（1）黄白相兼苔（图2-137、图2-138）

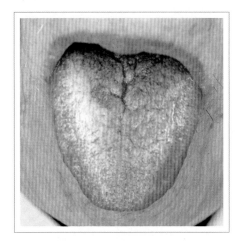

图2-137　黄白相兼苔1

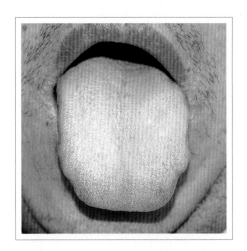

图2-138　黄白相兼苔2

舌象特征： 在白苔上，部分出现黄苔。

临床意义： 多见于化热之象或外感风寒化热入里，表里同病或里证寒热夹杂证。

（2）黑（灰）白相兼苔（图2-139、图2-140）

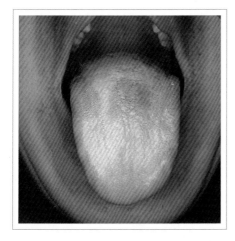

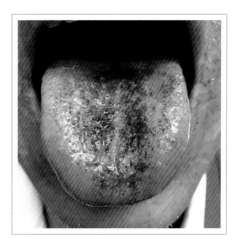

图2-139　灰白相兼苔　　　　　　　　　图2-140　黑白相兼苔

舌象特征：在白苔上，出现部分黑（灰）苔。

临床意义：多见于寒湿内盛，痰饮内停日久。

（3）黄腻黑（灰）相兼苔（图2-141）

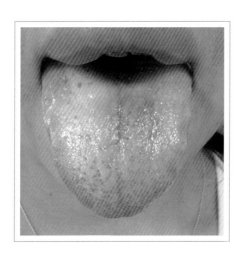

图2-141　黄腻黑（灰）相兼苔

舌象特征：舌苔黄腻，部分灰黑色。

临床意义：湿热内蕴，日久不化所致。

第三章　舌诊在临床病证诊断中的应用

第一节　舌象的综合分析方法

　　舌诊的内容丰富，临床察舌时舌质、舌苔、舌下都会有不同的表现，所以要求对舌象内容能够综合分析。临床望舌时，不仅对每一项异常的表现、临床意义能够准确判断，而且要能够对多个舌诊不同特征综合分析，尤其在不同特征指向的病机与证候要点不完全一致，甚至矛盾的情况下，把握现象与病机的先后、主次、标本等内在联系，就尤为重要。

一、察舌的神气和胃气

　　望舌的内容虽然很多，但是在基本特征识别的基础上，还需要对舌象总体特征进行综合把握。舌象的总体特征概括起来主要在于：舌的神气和胃气。

1. 舌的神气

　　舌的神气主要表现在舌色和舌体动态两方面，可以用"红"、"活"两个字来概括（图3-1）。

　　（1）舌有神气——舌色红活鲜明，舌质滋润，舌体活动自如。

　　（2）舌无神气——舌色晦暗枯涩，活动不灵便。

有神　　　　　　　　　　　无神

舌体色质：淡红、润泽、鲜亮 ⟷ 苍白、枯涩、暗晦

舌体形态：灵活　　　　　 ⟷ 　　　板滞

图3-1　舌体形质变化与神气的关系

2.舌的胃气

舌的胃气可以用舌苔的"有根、无根"来概括（图3-2、表3-1）。

有胃气　　　　　　　　　　　　无胃气

苔质：薄、有根、有新生苔　⟷　剥、无根、无新生苔

图3-2　苔质变化与胃气的关系

表3-1　神气、胃气的临床意义

神气、胃气	正气	病情	预后
有	未虚	轻	良好
无	已虚	重	不良

（1）舌有胃气——舌苔有根，苔中厚边薄，紧贴舌面，苔底牢着；如果舌苔有剥落，苔刮之后仍有苔迹，舌面仍有黏膜，苔有逐生之象。

（2）舌无胃气——舌面无苔，光剥如镜面，舌苔无根，刮之即去不易复生。

二、舌体和舌苔特征的综合分析

舌苔和舌体的变化所反映的生理病理意义各有所侧重：舌体的颜色、形质主要反映脏腑气血津液的情况；舌苔的变化主要与感受的病邪和病证的性质有关。所以，在临床诊病时应注意舌体和舌苔之间的相互关系，应该将舌体和舌苔表现进行综合分析（图3-3）。

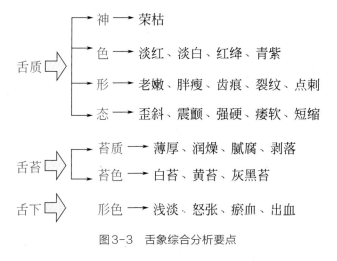

图3-3　舌象综合分析要点

（1）舌苔和舌体单方面异常 一般无论病之久暂，意味着病情尚属单纯。如舌淡红而伴有苔色黄、白，或苔质厚、腻等异常时，主要反映病邪性质、病程长短、病位深浅、病邪盛衰和消长等方面情况变化，舌淡红提示正气尚未明显损伤，因此临床治疗时应以祛邪为主；如舌苔薄白而出现舌质颜色、老嫩或舌体胖瘦等变化时，主要反映脏腑功能强弱，或气血津液的盈亏以及运行的畅滞，或病邪损及气血的程度，薄白苔提示当下邪气尚不深重，尚未损及胃气。

（2）舌苔和舌体变化一致 提示病机相同，临床意义为两者的综合。例如舌质红、舌苔黄而干燥，主实热证；舌体淡嫩，舌苔白润，主虚寒证。

（3）舌苔和舌体变化不一致 提示病情比较复杂，应对二者的病因病机以及相互关系进行分析。当舌苔和舌体变化不一致时，往往提示体内存在两种或两种以上的病理变化，临床诊疗中要注意处理好几方面的先后、标本、缓急关系，而不能轻易从舍。

三、舌象的动态观察与分析

观察舌象的动态变化是舌诊的重要内容。在疾病发展过程中，舌象亦随之相应变化，这种变化反映了病情的变化，是病情动态诊断和疗效评价的重要依据。如疾病过程中：

① 舌苔由薄变厚，表明病邪由表入里；

② 舌苔由厚化薄，为外邪渐退、正气恢复；

③ 舌苔由白转黄，为病邪化热；

④ 舌苔由黄转白，为热邪渐退的征象；

⑤ 舌色变红、绛为邪热深入营血，易出现出血、动风的症状；

⑥ 舌色由红或绛转为淡红则邪热渐退，病情趋向稳定。

第二节 临床舌象综合分析

一、淡紫舌舌象分析

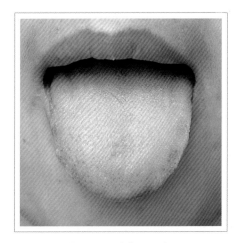

图3-4 淡紫舌舌象

【舌象特征】（图3-4）

∧ 舌质 ∨

色：淡紫、淡白；

形：偏嫩、少量瘀点、轻度齿痕。

∧ 舌苔 ∨

苔质：薄、润；

苔色：白。

【临床意义】

阳虚、气虚、气滞等原因导致的气血瘀滞。

二、痿软舌舌象分析

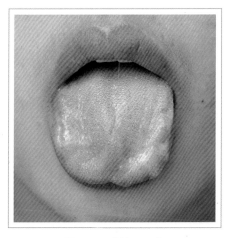

图3-5 痿软舌舌象

【舌象特征】（图3-5）

∧ 舌质 ∨

色：淡白；

形：嫩、齿痕；

态：痿软。

∧ 舌苔 ∨

苔质：薄、润；

苔色：白。

【临床意义】

气虚，脾虚，阳虚。

三、镜面红舌舌象分析

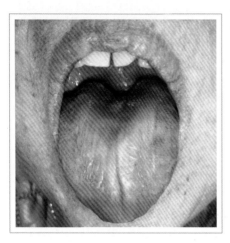

图3-6　镜面红舌舌象

【舌象特征】（图3-6）

∧ 舌质 ∨

色：红绛；

形：老、裂纹。

∧ 舌苔 ∨

苔质：光剥无苔、干燥。

【临床意义】

阴虚火旺，或火热灼伤阴液，阴液损伤严重。

四、枯白舌舌象分析

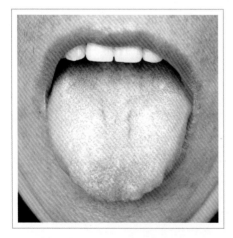

图3-7　枯白舌舌象

【舌象特征】（图3-7）

∧ 舌质 ∨

色：淡白，几无血色；

形：胖、嫩、轻度齿痕、少量裂纹。

∧ 舌苔 ∨

苔质：薄、润；

苔色：白。

【临床意义】

阳虚，气血虚，脾虚；

阳虚水停、水湿内蕴。

五、中剥苔舌象分析

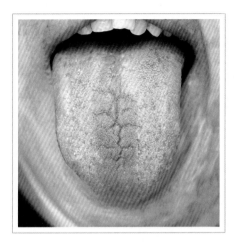

图3-8 中剥苔舌象

【舌象特征】（图3-8）

ᐱ 舌质 ᐯ

色：偏红；

形：偏老、少量红点、裂纹。

ᐱ 舌苔 ᐯ

苔质：边微厚、中剥；

苔色：淡黄。

【临床意义】

本虚标实：阴虚，复感痰热；

或痰湿化热，伤及胃阴。

六、光红舌舌象分析

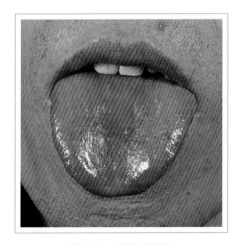

图3-9 光红舌舌象

【舌象特征】（图3-9）

ᐱ 舌质 ᐯ

色：鲜红；

形：嫩、光红。

ᐱ 舌苔 ᐯ

苔质：光剥、中剥甚、燥；

苔色：舌边少量薄白苔。

【临床意义】

肝胆或脾胃湿热（阳黄）；

热盛伤阴，热入营血阴液劫伤。

七、瘀斑舌厚腻苔舌象分析

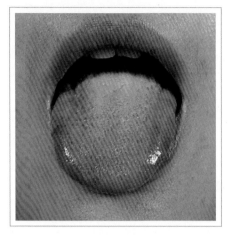

图3-10　瘀斑舌厚腻苔舌象

【舌象特征】（图3-10）

∧ 舌质 ∨

色：红绛、局部绛紫、瘀紫；

形：偏瘦、红点、瘀点、瘀斑。

∧ 舌苔 ∨

苔质：根厚腻，偏燥；

苔色：白苔。

【临床意义】

血热、血瘀；

热入营血、夹痰湿。

八、淡紫胖大舌舌象分析

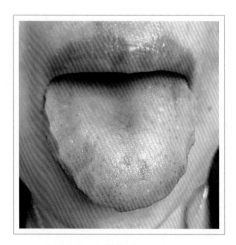

图3-11　淡紫胖大舌舌象

【舌象特征】（图3-11）

∧ 舌质 ∨

色：淡紫；

形：胖大，齿痕严重，瘀点。

∧ 舌苔 ∨

苔质：薄；

苔色：白。

【临床意义】

脾虚痰阻、阳虚血瘀；

气虚血瘀、气滞血瘀。

九、淡紫舌白厚腻苔舌象分析

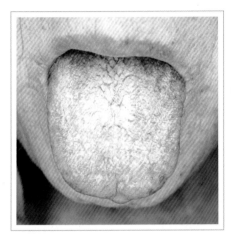

图3-12 淡紫舌白腻苔舌象

【舌象特征】（图3-12）

∧ 舌质 ∨

色：淡紫、淡白；

形：嫩、瘀点、瘀斑、轻度裂纹。

∧ 舌苔 ∨

苔质：湿滑、中厚腻；

苔色：白。

【临床意义】

气郁、阳虚或寒证、痰湿、血瘀。

十、边尖红舌厚腻苔舌象分析

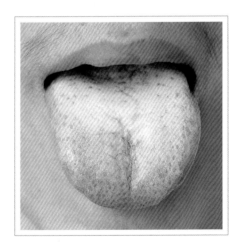

图3-13 边尖红舌厚腻苔舌象

【舌象特征】（图3-13）

∧ 舌质 ∨

色：淡白、舌尖红；

形：嫩、舌尖边红点、轻微裂纹。

∧ 舌苔 ∨

苔质：厚、腻、燥；

苔色：白。

【临床意义】

气血、阳虚、寒湿化燥化热；

阳虚湿困，复感热邪。

十一、淡白舌滑苔舌象分析

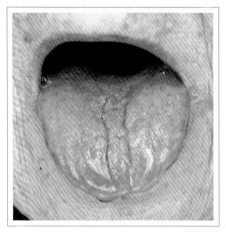

图3-14　淡白舌滑苔舌象

【舌象特征】（图3-14）

∧ 舌质 ∨

色：淡白；

形：偏嫩、裂纹。

∧ 舌苔 ∨

苔质：薄少（剥）、湿滑；

苔色：薄白（少量薄黄）。

【临床意义】

脾胃气虚，阳虚水泛。

十二、尖红舌厚腻苔舌象分析

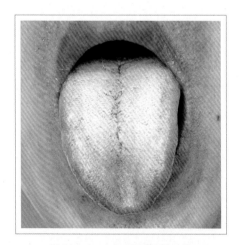

图3-15　尖红舌厚腻苔舌象

【舌象特征】（图3-15）

∧ 舌质 ∨

色：淡白、间夹淡紫、舌尖红；

形：偏嫩、舌尖红点、轻度裂纹。

∧ 舌苔 ∨

苔质：厚、腻、燥；

苔色：白、中微黄。

【临床意义】

脾气亏虚，痰湿内蕴，气滞血瘀；

心肺有热，痰湿化燥。

十三、积粉苔舌象分析

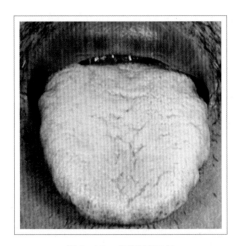

图3-16　积粉苔舌象

【舌象特征】（图3-16）

∧ 舌质 ∨

色：被舌苔满布遮挡、舌尖红点；

形：舌尖红点、裂纹。

∧ 舌苔 ∨

苔质：全舌积粉苔、燥糙无津；

苔色：白。

【临床意义】

温热病（疫疠），邪热骤急，阴津大伤；阳气郁遏。

十四、红舌黄厚腻苔舌象分析

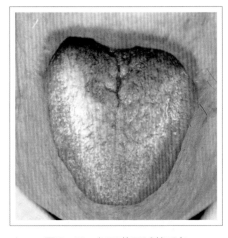

图3-17　红舌黄厚腻苔舌象

【舌象特征】（图3-17）

∧ 舌质 ∨

色：红；

形：偏老、裂纹；

态：轻度歪斜。

∧ 舌苔 ∨

苔质：厚、腻、润滑；

苔色：黄、边白。

【临床意义】

痰湿，化热、化浊。

十五、焦黄苔舌象分析

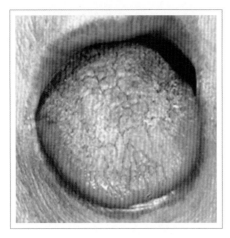

图3-18　焦黄苔舌象

【舌象特征】（图3-18）

∧ 舌质 ∨

色：红；

形：苍老、舌尖裂纹。

∧ 舌苔 ∨

苔质：厚、焦黄、干燥、粗糙；

苔色：黄。

【临床意义】

邪气伤津，燥结腑实。

十六、灰腻苔舌象分析

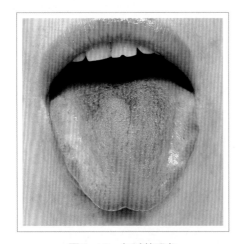

图3-19　灰腻苔舌象

【舌象特征】（图3-19）

∧ 舌质 ∨

色：淡白；

形：偏嫩、少量瘀斑瘀点、齿痕。

∧ 舌苔 ∨

苔质：中薄、边根厚、润、偏腻；

苔色：边根灰、中薄白。

【临床意义】

脾气亏虚，气血瘀滞；

痰湿久郁，化浊、化热。

十七、剥苔舌象分析

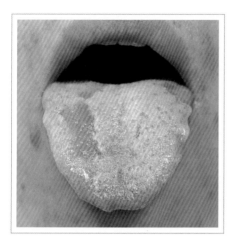

图3-20　剥苔舌象

【舌象特征】（图3-20）

∧ 舌质 ∨

色：淡白、舌尖与舌中剥落处偏红；

形：嫩、齿痕、舌尖红点。

∧ 舌苔 ∨

苔质：中根厚、边剥、腻、润；

苔色：白、中根微黄。

【临床意义】

气阴两虚，脾虚湿困；

虚火内扰，或痰湿渐化热。

十八、红绛舌舌象分析

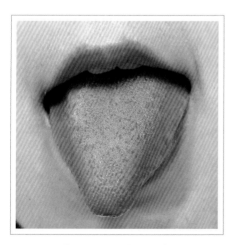

图3-21　红绛舌舌象

【舌象特征】（图3-21）

∧ 舌质 ∨

色：红偏绛；

形：瘦、舌尖点刺。

∧ 舌苔 ∨

苔质：薄、偏燥；

苔色：微黄。

【临床意义】

内热炽盛、心肝火旺。

十九、淡白舌舌象分析

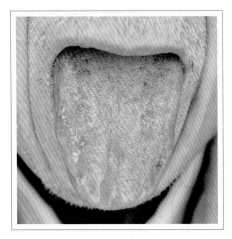

图 3-22　淡白舌舌象

【舌象特征】（图 3-22）

∧ 舌质 ∨

色：淡白；

形：嫩。

∧ 舌苔 ∨

苔质：薄、润滑、根腻；

苔色：白。

【临床意义】

气虚、脾虚、阳虚、痰湿。

二十、尖红点舌厚腻苔舌象分析

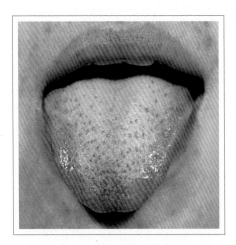

图 3-23　尖红点舌厚腻苔舌象

【舌象特征】（图 3-23）

∧ 舌质 ∨

色：淡红；

形：偏嫩，偏瘦、舌尖红点、瘀点。

∧ 舌苔 ∨

苔质：厚、腻、润；

苔色：白。

【临床意义】

心火旺，脾气虚，血瘀，痰湿。

二十一、枯白舌舌象分析

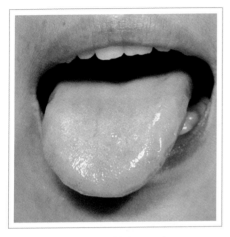

图3-24 枯白舌舌象

【舌象特征】（图3-24）

∧ 舌质 ∨

色：淡白，几无血色；

形：嫩、瘦、轻度齿痕；

态：轻度歪向右侧。

∧ 舌苔 ∨

苔质：薄少；

苔色：白。

【临床意义】

气血亏虚、脾气亏虚，脾阳不振。

二十二、青紫舌黄腻浊苔舌象分析

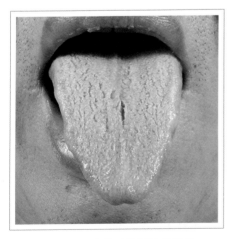

图3-25 青紫舌黄腻浊苔舌象

【舌象特征】（图3-25）

∧ 舌质 ∨

色：青紫；

形：偏嫩、偏瘦。

∧ 舌苔 ∨

苔质：厚、浊腻、润；

苔色：灰、黄（尖部微灰）。

【临床意义】

气滞血瘀、痰浊郁热、浊气上泛。

二十三、舌衄舌象分析

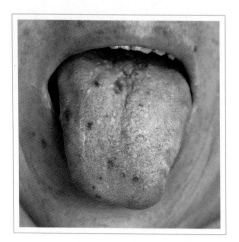

图3-26　舌衄舌象

【舌象特征】（图3-26）

∧ 舌质 ∨

色：暗红；

形：偏老、舌衄（出血点）、舌尖少量瘀点、中根部轻度裂纹。

∧ 舌苔 ∨

苔质：中根偏厚、腻、润；

苔色：白。

【临床意义】

气滞血瘀、痰湿。

二十四、水滑苔舌象分析

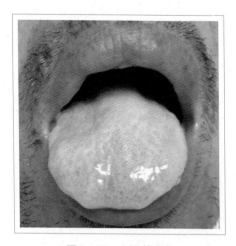

图3-27　水滑苔舌象

【舌象特征】（图3-27）

∧ 舌质 ∨

色：淡白（枯白）；

形：嫩、偏瘦。

∧ 舌苔 ∨

苔质：厚、腻、湿滑（水罩）；

苔色：白。

【临床意义】

元阳虚衰、水湿困滞。

二十五、淡紫舌舌象分析

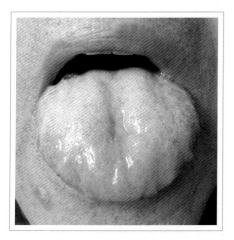

图3-28　淡紫舌舌象

【舌象特征】（图3-28）

∧ 舌质 ∨

色：淡白、淡紫；

形：胖大、齿痕、嫩。

∧ 舌苔 ∨

苔质：根偏厚腻、湿滑；

苔色：白。

【临床意义】

阳虚、水湿不化。

二十六、黄燥腻剥苔舌象分析

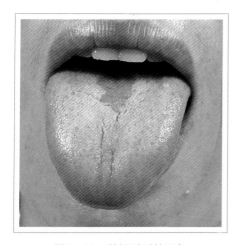

图3-29　黄燥腻剥苔舌象

【舌象特征】（图3-29）

∧ 舌质 ∨

色：暗红、偏淡紫；

形：裂纹。

∧ 舌苔 ∨

苔质：厚腻、中根部剥落、偏燥；

苔色：黄。

【临床意义】

过敏体质，阴虚，痰热郁阻；

或痰热日久伤阴。

第三节 常见基础证候的典型舌象特征

一、气虚证

☑ **常见症状：**

神疲乏力，面色淡白；少气懒言，咳喘无力；动则汗出；脉虚无力。

☑ **常见舌象：**

气虚舌象异常主要表现在舌色上，轻者可无明显异常，重者舌色淡白少华（图3-30），甚者则舌色淡白胖嫩（图3-31）。

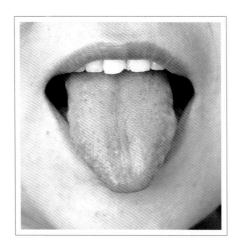

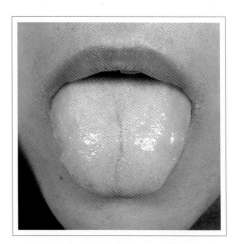

图3-30 气虚证淡白舌　　　　　　　　图3-31 气虚证淡白胖嫩舌

二、血虚证

☑ **常见症状：**

面色淡白无华，或面色萎黄，甲色唇色淡白；或头晕眼花，心悸失眠；妇女则见经少色淡，愆期或闭经；脉细无力。

☑ **常见舌象：**

血虚诸证舌象异常亦主要表现在舌色上，轻者舌色淡白无华（图3-32），甚者则白多红少，血色几无（图3-33）。

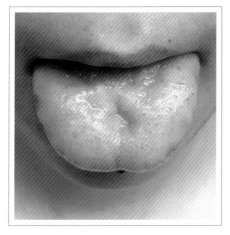

图3-32　血虚证淡白舌

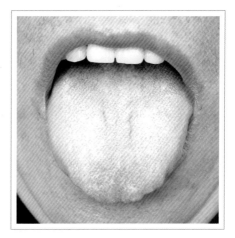

图3-33　血虚证枯白舌

三、阴虚证（虚热证）

 常见症状：

唇红，口干咽燥，颧红，五心烦热；小便短少，大便干燥，午后或入夜阵发性发热，甚者热如骨蒸；盗汗；日久则多见消瘦；脉细数。

 常见舌象：

阴虚证的典型舌象表现为舌红少苔（图3-34），剥苔（图3-35）亦是阴虚常见舌象；热重者，苔少而舌质红绛（图3-36），阴液亏虚重，苔少而

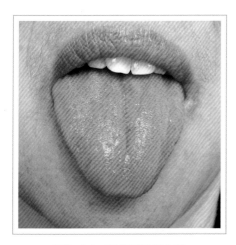

图3-34　阴虚证舌红少苔

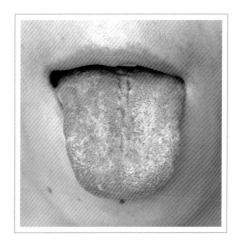

图3-35　阴虚证舌红剥苔

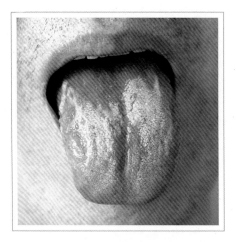

图3-36　阴虚证舌红绛

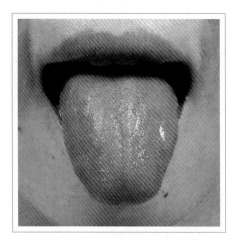

图3-37　阴虚证苔少干燥

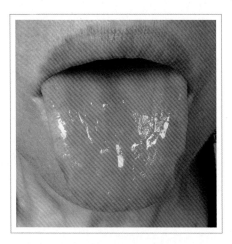

图3-38　阴虚证镜面舌

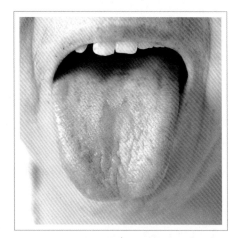

图3-39　气阴两虚证剥苔

干燥（图3-37）；阴液干涸重症则见舌光红无苔，即镜面舌（图3-38）。气阴两虚则见舌淡苔少或苔剥（图3-39）。

四、阳虚证（虚寒证）

📐 **常见症状：**

　　平素怕冷，四肢不温甚至寒凉，兼见神疲乏力，面色淡白，口淡不渴或口中多涎，自汗；或见小便清长，大便稀薄；脉沉迟无力。

常见舌象：

　　阳虚偏虚寒者舌色淡白而苔白（图3-40），若阳虚而水湿盛则舌色淡白胖嫩，苔白而多湿滑（图3-41），若阳虚兼见气血不畅则舌淡紫而胖（图3-42）。

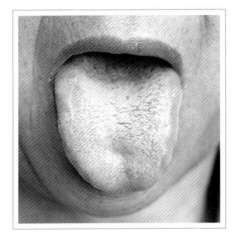

图3-40　阳虚证舌淡苔白

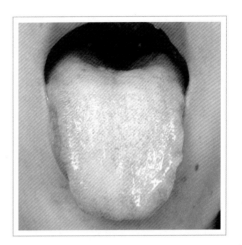

图3-41　阳虚证舌淡嫩苔白湿滑

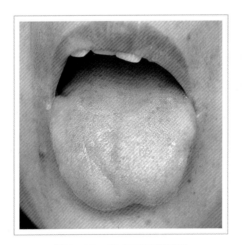

图3-42　阳虚证淡紫胖舌

五、津液亏虚证

常见症状：

　　咽干口燥，甚则口唇燥裂；皮肤干燥；甚则小便短少，大便干燥；脉细或细数。

☑ **常见舌象：**

一般以舌上干燥少津（图3-43）为主要表现，津亏重者则见舌质红舌苔干燥（图3-44）。

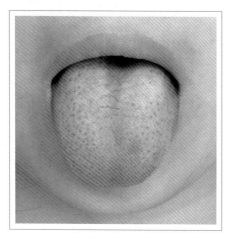

图3-43　津液亏虚证舌干燥少津

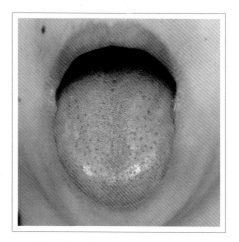

图3-44　津液亏虚证舌红苔干燥

六、气滞证

☑ **常见症状：**

胸胁、脘腹、胁肋等处闷胀或疼痛，部位不定，症状时轻时重，或随情志变化而增减，脉多偏弦。

☑ **常见舌象：**

舌象可无明显变化，脘腹闷胀则多见舌淡红，苔白微厚腻（图3-45）或苔白腻而偏燥（图3-46）；若气滞兼见血行不畅，则亦可见舌质淡紫或兼有瘀点（图3-47）。

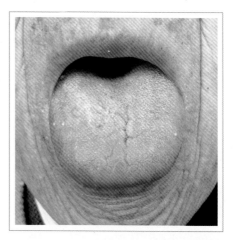

图3-45　气滞证淡红舌白微厚腻苔

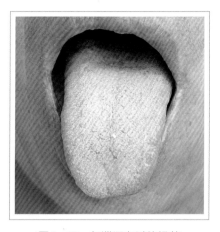

图3-46　气滞证白腻偏燥苔

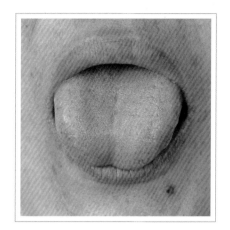

图3-47　气滞证淡紫瘀点舌

七、血瘀证

📝 **常见症状**：

病症有青紫或肿块，刺痛，部位固定，常夜间加重；或见出血，色紫暗多夹血块；面色青或黑，口唇爪甲青紫；脉细涩或结代。

📝 **常见舌象**：

舌质颜色和舌下络脉（浅静脉）的情况对血瘀证有重要的诊断价值。血瘀证舌质多淡紫（图3-48）、青紫（图3-49）或紫暗（图3-50），或见舌边瘀斑（图3-51）、舌边舌尖瘀点（图3-52）；多伴随或独见舌下络脉青紫（图3-53）、曲张（图3-54），甚至紫黑（图3-55）。

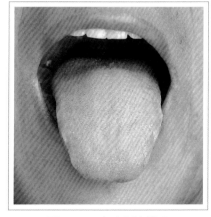

图3-48　血瘀证淡紫舌

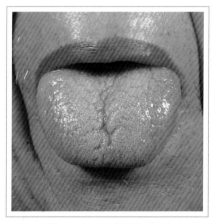

图3-49　血瘀证青紫舌

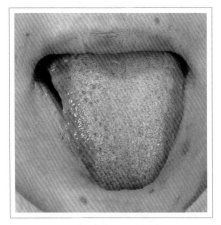

图3-50　血瘀证紫暗舌

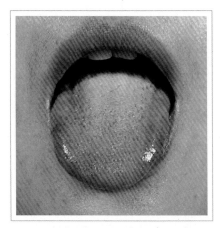

图3-51　血瘀证瘀斑舌

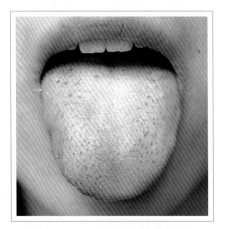

图3-52　血瘀证舌边尖瘀点

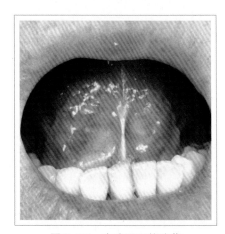

图3-53　血瘀证舌络瘀紫

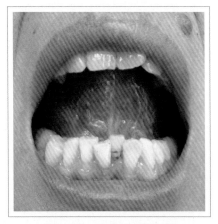

图3-54　血瘀证舌络曲张

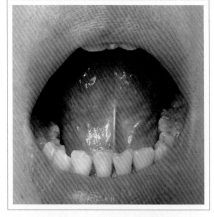

图3-55　血瘀证舌络紫黑

八、实寒证

⬚ **常见症状：**

　　常因感受寒凉而至恶寒、怕冷，甚则寒战，或局部冷痛；喜暖，得温则减；面色淡白，四肢不温，口淡不渴；痰、涎、涕清稀；或小便清长、大便稀溏；脉迟或紧。

⬚ **常见舌象：**

　　表寒证多见舌淡红，苔薄白或白而稍厚（图3-56）；里寒证则舌色淡白，苔白而滑润（图3-57），寒邪郁久则多见苔白腻而湿滑（图3-58），寒邪郁久常见舌色青紫或淡紫（图3-59）。

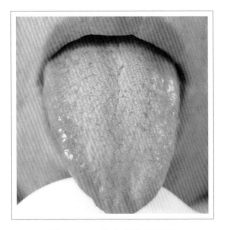

图3-56　实寒证白偏厚苔

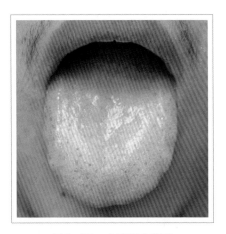

图3-57　实寒证白滑苔

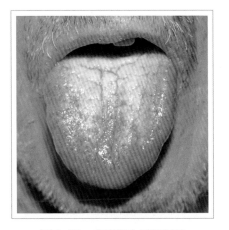

图3-58　实寒证白腻湿滑苔

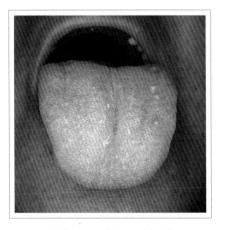

图3-59　实寒证淡紫舌

九、实热证

⌐ 常见症状：

常见发热恶热，身热喜冷，口渴喜冷饮；痰涕黄稠；小便短黄，大便干结；或面红目赤，或局部灼痛；或烦躁不安，甚则神昏谵语；或吐血、衄血；脉数。

⌐ 常见舌象：

表热证多见舌淡红苔薄黄（图3-60）；里实热证则多见舌红（图3-61）；邪热郁久则见舌红苔黄（图3-62），热盛则舌红苔黄燥（图3-63），兼有湿邪则多黄腻苔（图3-64）。不同脏腑也常有不同舌象表现：心肺热证则多舌尖红（图3-65），心火甚则舌尖红碎或生疮疡（图3-66）；肝胆热证则多舌边红（图3-67）。

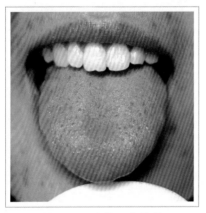

图3-60 实热证薄黄苔

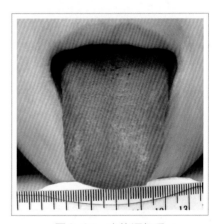

图3-61 实热证红舌

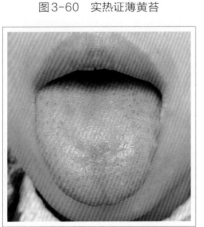

图3-62 实热证红舌黄苔

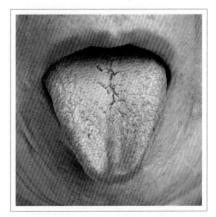

图3-63 实热证红舌黄燥苔

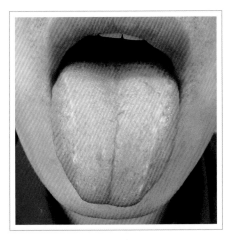

图3-64　实热证黄腻苔

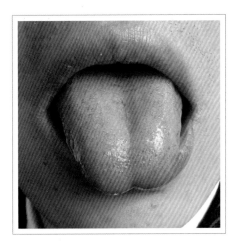

图3-65　实热证尖红舌

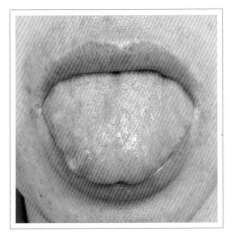

图3-66　实热证口疮

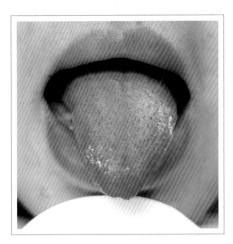

图3-67　实热证边红舌

十、痰湿证

⬈ **常见症状：**

　　痰湿类病证表现变化多样，可见于全身多个脏腑或部位。痰湿停于肺，则见咳嗽喘息、胸闷咳痰；停于胃则见食少纳呆，胃脘闷痞，甚则恶呕痰涎；也可停于肌肤、咽喉等各处，甚至形成肿块；还可见痰蒙心神、肝风夹痰等多种情况；脉象多濡滑。

常见舌象：

痰湿证最常见到的舌象特征是腻苔（图3-68）；湿浊或痰浊盛则苔黏腻（图3-69）或垢腻（图3-70）。痰湿证又有热化、寒化之分：① 热化即痰热、湿热之证，舌象主要表现为舌苔黄腻：热重则多舌红苔黄腻而干燥（图3-71），湿重则苔多黄腻而湿滑（图3-72）；② 寒化即寒痰、寒湿之证，舌象主要表现为舌苔白腻，寒盛则舌色淡白苔白厚腻润（图3-73），湿盛则苔白腻而多湿滑（图3-74），兼有阳虚水泛则舌多色淡质胖嫩，苔白腻而多水湿（图3-75）；③ 寒湿化热则见白腻舌苔逐渐干燥（图3-76），或渐转黄腻呈现黄白相间之象（图3-77）。

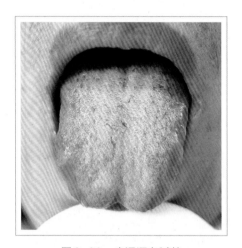

图3-68 痰湿证白腻苔

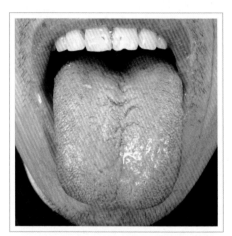

图3-69 痰湿证黏腻苔

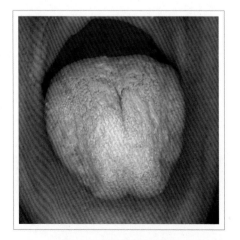

图3-70 痰湿证垢腻苔

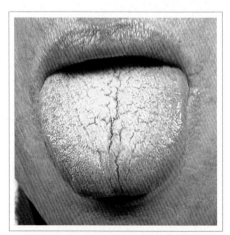

图3-71 痰湿证黄腻燥苔

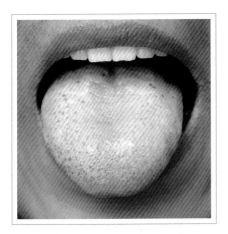

图3-72　痰湿证黄腻湿滑苔

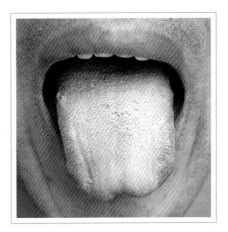

图3-73　痰湿证白厚腻润苔

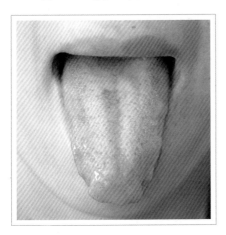

图3-74　痰湿证白腻湿滑苔

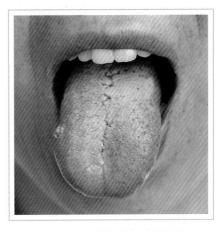

图3-75　痰湿证白腻水湿苔

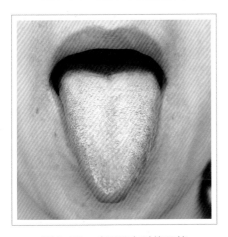

图3-76　痰湿证白腻偏干苔

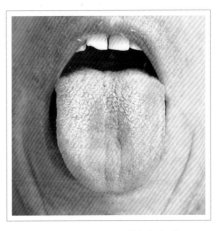

图3-77　痰湿证黄白相间苔

第四节　舌象与病证的诊断治疗

一、舌诊在病证诊断中的应用

❶ 慢性胃炎——脾胃气虚证

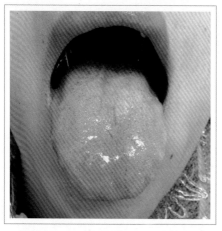

龚某，女，27岁。就诊时间：2006年7月18日（图3-78）。

患者患有浅表性胃炎史1年。刻下：疲乏倦怠，胃纳欠佳，食欲不振，食后偶有反酸，小便频，尿中红细胞（＋），大便稀软。面色淡白少华。脉细弱。

图3-78　慢性胃炎脾胃气虚证舌象

舌象特征：舌淡偏瘦有齿痕，舌苔白滑根腻。
西医诊断：慢性浅表性胃炎。
中医诊断：脾胃气虚、痰湿中阻证。

❷ 慢性胃炎——胃腑血瘀证

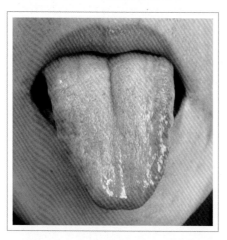

胡某，男，47岁。就诊时间：2006年2月28日（图3-79）。

患者胃脘疼痛反复性发作2年多，加重1周。既往有慢性浅表性胃炎（胃窦为主），十二指肠球部溃疡，十二指肠球炎，幽门螺旋杆菌（HP）阳性病史。刻下：胃脘刺痛，面色暗淡，胃纳欠佳，夜寐不安。脉弦。

图3-79　慢性胃炎胃腑血瘀证舌象

舌象特征：舌色青紫，舌边紫暗明显，舌苔薄白润滑。
西医诊断：慢性浅表性胃炎。
中医诊断：胃腑血瘀证。

3. 慢性胃炎——胃肠实热证

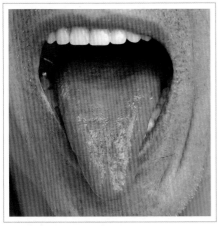

李某，男，83岁。就诊时间：2007年9月7日（图3-80）。

患者有萎缩性胃炎5年。刻下：口苦，腹胀，便秘，大便6～7日一行，伴心烦，失眠。脉细数。

图3-80　慢性胃炎胃肠实热证舌象

舌象特征：舌红瘦，舌苔薄少。

西医诊断：慢性萎缩性胃炎。

中医诊断：胃肠热盛、热扰心神证。

4. 慢性胃炎——肝胃不和证

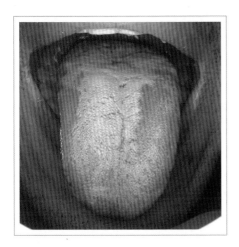

沈某，男，31岁。就诊时间：2012年5月10日（图3-81）。

胃脘胀满不适2个月。每于情绪紧张时发作，胁肋部胀满不舒，伴大便稀溏，量少，便溏在疲劳紧张时发作较甚，纳尚可，夜寐平。脉濡缓。

图3-81　慢性胃炎肝胃不和证舌象

舌象特征：舌色暗红，苔花剥根白厚腻。

西医诊断：慢性浅表性胃炎。

中医诊断：肝胃不和、肝郁脾虚证。

5. 胃功能紊乱——脾胃湿热证

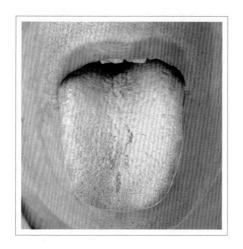

黄某，男，47岁，就诊时间：2006年8月8日（图3-82）。

患者上腹部痛10天。刻下：偶有嗳气，反酸。胃纳可，夜寐不安，小便不畅，大便黏腻。脉沉。

图3-82　胃功能紊乱脾胃湿热证舌象

舌象特征：舌色偏淡紫，有少量裂纹，舌苔黄厚，垢腻。

西医诊断：胃功能紊乱。

中医诊断：脾胃湿热证。

6. 肠功能紊乱——胃肠气滞证

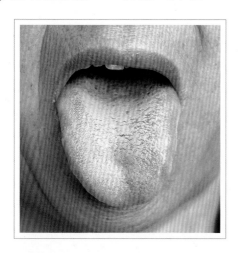

赵某，女，62岁。就诊时间：2007年9月7日（图3-83）。

患者腹胀，腹痛，大便不通5天。刻下：口气重浊，纳差，夜寐尚安。脉细数。

图3-83　肠功能紊乱胃肠气滞证舌象

舌象特征：舌淡紫，舌苔淡黄燥腻。

西医诊断：肠功能紊乱。

中医诊断：胃肠气滞证。

7. 功能性消化不良——脾胃虚寒证

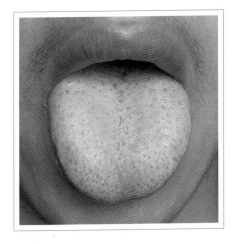

蒋某，男，20岁。就诊时间：2006月5月16日（图3-84）。

患者纳差、反酸1年余。平素怕冷，胃脘受寒后时有呕吐，多反酸水、清涎。刻下：偶有嗳气，腹胀，大便常。面色淡白，手足冷。脉迟。

图3-84　功能性消化不良脾胃虚寒证舌象

舌象特征：舌色淡白，舌尖少量红点，舌苔白，根微厚腻。

西医诊断：功能性消化不良。

中医诊断：脾胃虚寒、肝胃不和证。

8. 功能性消化不良——寒湿中阻证

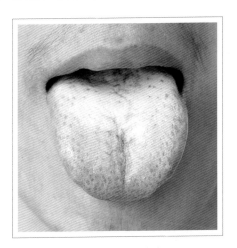

卫某，男，17岁，就诊时间：2006年7月4日（图3-85）。

患者胃纳欠佳月余。刻下：纳差，伴胃脘隐痛，大便溏。面色淡白少华。脉弦。

图3-85　功能性消化不良寒湿中阻证舌象

舌象特征：舌色淡白，舌尖红点，舌苔白厚腻润。

西医诊断：功能性消化不良。

中医诊断：寒湿中阻证。

⑨. 慢性结肠炎——脾阳虚证

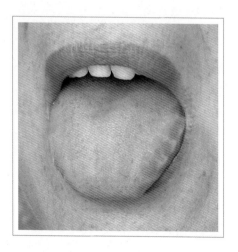

陆某，女，46岁。就诊时间：2005年12月9日（图3-86）。

患者慢性结肠炎10年。刻下：腹痛腹泻，四肢冷。大便不成形，日行5～6次。脉细。

图3-86　慢性结肠炎脾阳虚证舌象

舌象特征：舌淡胖偏紫，齿痕明显，苔薄白。

西医诊断：慢性结肠炎。

中医诊断：脾阳不振、中气下陷证。

⑩. 胆石症——肝胆湿热证

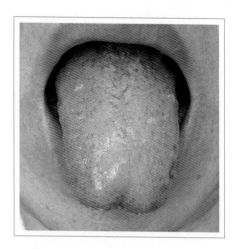

陆某，女，52岁。就诊时间：2006年4月11日（图3-87）。

患者患胆石症多年，胆内多枚结石。刻下：发热，口苦，胸闷，心悸。大便燥结难下，2～3日一行。面红，脉细数。

图3-87　胆石症肝胆湿热证舌象

舌象特征：舌色暗红，舌尖瘀点，舌苔薄白，舌中少量黄腻苔，根部少剥。

西医诊断：胆石症。

中医诊断：肝胆湿热证。

⑪ 胃息肉——气滞血瘀证

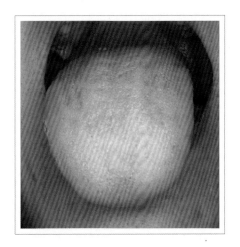

施某，女，45岁。初诊时间：2012年5月3日（图3-88）。

患者胃脘部疼痛5年余。服西药、中药缓解均不明显。经检查为胃多发性息肉、腺瘤。就诊时症见胃胀，胃痛发作时甚，平素每因情绪波动时发作。纳食佳，多食易饥，大便日行，寐尚可。脉沉弦虚涩。

图3-88 胃息肉气滞血瘀证舌象

舌象特征： 舌色淡白偏紫，舌质嫩，舌苔薄白，微腻。

西医诊断： 胃多发性息肉。

中医诊断： 肝郁脾虚、气滞血瘀证。

⑫ 结肠息肉——血瘀痰热证

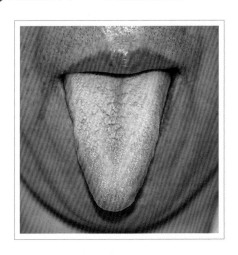

杜某，男，57岁。就诊时间：2007年9月5日（图3-89）。

患者1年前行乙状结肠息肉摘除术，其后大便不畅反复，近3月加重。有高血压史，糖尿病史。刻下：面色晦暗，胃纳差，腹部隐痛，大便4～5日一行，时干时溏，秘结难下，便后不爽。脉沉弦。

图3-89 结肠息肉血瘀痰热证舌象

舌象特征： 舌质青紫，苔黄厚腻，舌中少苔。

西医诊断： 乙状结肠息肉摘除术后。

中医诊断： 气滞血瘀、湿热内蕴证。

⑬ 上呼吸道感染——痰热阻肺证

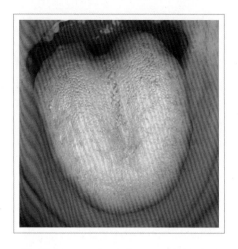

姜某，女，62岁。就诊时间：2012年8月29日（图3-90）。

患者3天前食辣后出现喉痒咳嗽，无发热。胸闷，多痰，咳痰不畅，色黄质黏。纳呆，反酸，二便尚可。脉弦。

图3-90　上呼吸道感染痰热阻肺证舌象

舌象特征：舌色淡紫，舌苔黄黏腻。

西医诊断：上呼吸道感染。

中医诊断：痰热阻肺、肺气阻滞证。

⑭ 糖尿病——阴虚火旺证

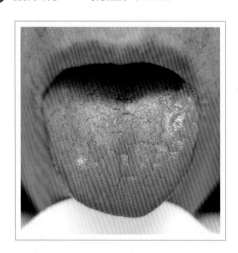

钱某，男，77岁，就诊时间：2006年12月27日（图3-91）。

患者糖尿病18年。刻下：空腹血糖7.8mmol/L。症见口干多饮，胃纳差，心烦失眠，多梦。脉浮弦。

图3-91　糖尿病阴虚火旺证舌象

舌象特征：舌色暗红，舌质裂纹，舌苔尖薄少，根部黄腻。

西医诊断：糖尿病。

中医诊断：阴虚火旺、痰湿化热证。

15. 冠心病——心阴亏虚证

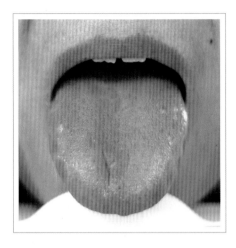

金某，女，57岁。就诊时间：2006年12月26日（图3-92）。

患者反复胸闷心悸1年。刻下：眩晕，五心烦热，失眠，睡后易醒。脉细数。

图3-92 冠心病心阴亏虚证舌象

舌象特征： 舌色暗红，苔薄少而干，舌胖有齿痕。

西医诊断： 冠心病。

中医诊断： 心阴亏虚、热扰心神证。

16. 冠心病——心阳不振证

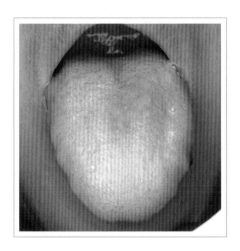

张某，女，49岁。初诊时间：2012年6月14日（图3-93）。

冠心病，近3个月来胸闷时有发作。夜寐欠安，伴下肢肿胀，按之不凹陷。尚无明显胸痛、心悸。纳可，便调。脉沉缓小弦。

图3-93 冠心病心阳不振证舌象

舌象特征： 舌色淡白，舌体胖大有齿痕，苔色淡黄、湿滑、中根部偏厚腻。

西医诊断： 冠心病。

中医诊断： 心阳不振、水气凌心证。

⑰ 高血压——脾虚气滞证

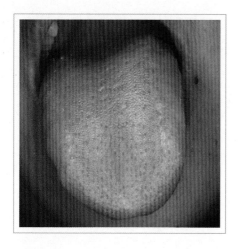

倪某，女，36岁。初诊时间：2011年
10月26日（图3-94）。

患者高血压病史5年，有脂肪肝病史。
平素白天血压尚可，但入夜后血压偏
高（150/100mmHg），否认血压波动
与情绪有关。近2周来患者自觉胃脘胀
满不适，纳食减少。四肢欠温，夜寐
不佳，入睡困难，二便正常。脉细弦。

图3-94 高血压脾虚气滞证舌象

舌象特征：舌色红，舌边尖红点，舌边轻微齿痕，舌苔薄白，根黄腻偏厚。
西医诊断：高血压。
中医诊断：脾虚气滞、心肝郁热证。

⑱ 心律失常——心虚痰阻证

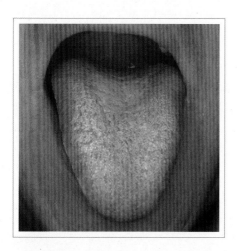

魏某，女，72岁。初诊时间：2012年
3月8日（图3-95）。

心悸、头晕3天。心电图示：心律不
齐。患者近日因外出劳累，出现疲
劳，心悸，头晕，伴恶心欲吐。血
压：140/84mmHg。嗳气频作，胃纳
欠佳。二便尚调，寐可。脉虚乏力。

图3-95 心律失常心虚痰阻证舌象

舌象特征：舌质暗红偏紫，舌尖少量点刺，舌质老，舌苔白燥腻，根厚腻。
西医诊断：心律失常。
中医诊断：心气亏虚、痰阻心脉证。

⑲ 心律失常——心肾阴虚证

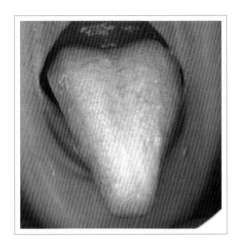

杨某，女，55岁。初诊时间：2012年12月26日（图3-96）。

患者半年前劳累后，出现胸闷心悸不适，心电图示：房性早搏，口服西药后症状缓解。就诊时症见：胸闷、心悸，心中烦热。夜尿多，每夜4次，色偏深。夜寐欠佳，纳可，大便可。脉弦细。

图3-96　心律失常心肾阴虚证舌象

舌象特征： 舌色淡白，舌形瘦质嫩，舌尖偏红，舌苔薄黄腻。

西医诊断： 心律失常。

中医诊断： 心肾阴虚、心血亏虚证。

⑳ 心律失常——心气亏虚证

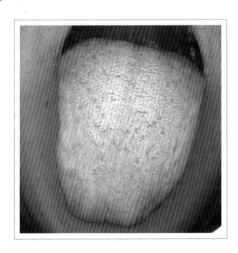

顾某，女，60岁，就诊时间：2012年4月12日（图3-97）。

患者一年来出现胸闷胸痛，西医院诊断为：心律失常。现胸闷、胸痛，气短乏力。寐微热少量汗出，口干时作，素体下肢水肿。纳可，大便常。脉沉细迟无力。

图3-97　心律失常心气亏虚证舌象

舌象特征： 舌色淡嫩，少量裂纹，舌苔薄白干，舌苔根部偏厚腻。

西医诊断： 心律失常。

中医诊断： 心气亏虚证。

㉑ 乳腺癌——脾虚痰浊证

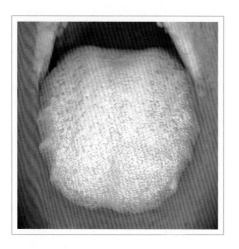

丁某，女，60岁。就诊时间：2017年
2月8日（图3-98）。

患者乳癌术后史11月余。时感头晕，
面部有皮疹。腹胀，纳呆，大便不
畅，寐差。脉濡滑。

图3-98　乳腺癌脾虚痰浊证舌象

舌象特征：舌淡胖，边有齿痕，苔白厚腻燥。

西医诊断：乳腺恶性肿瘤术后。

中医诊断：脾气亏虚、痰浊内盛证。

㉒ 肺癌——心肝火旺证

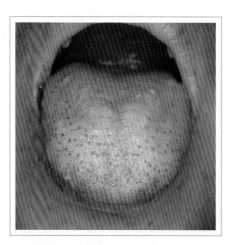

房某，女，49岁。就诊时间：2017年
3月8日（图3-99）。

患者肺癌术后2年余。高血压病史。
刻下口苦咽干，时有头痛，纳少，多
梦，小便色黄。脉弦。

图3-99　肺癌心肝火旺证舌象

舌象特征：舌色淡白偏紫暗，舌尖红，边尖部点刺、瘀点多布，舌苔薄白燥。

西医诊断：肺癌术后；高血压。

中医诊断：心肝火旺、血热血瘀证。

㉓ 肺癌——肺脾气虚证

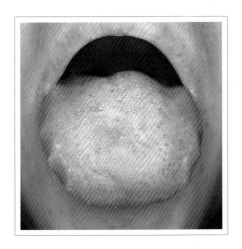

图3-100 肺癌肺脾气虚证舌象

高某，女，28岁。就诊时间：2017年2月15日（图3-100）。

患者肺癌术后1月余。刻下咳嗽，咳痰清稀，易疲劳，夜寐欠安，食欲不振，大便溏薄。脉弱。

舌象特征：舌暗红，尖部红点，舌形胖质嫩，齿痕重，苔薄白。

西医诊断：肺癌术后。

中医诊断：肺脾气虚证。

㉔ 肺癌——肾阳亏虚证

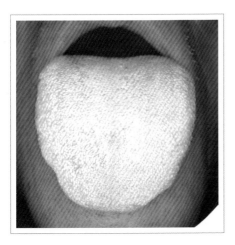

图3-101 肺癌肾阳亏虚证舌象

顾某，男，71岁。就诊时间：2017年2月18日（图3-101）。

患者肺癌术后史3月余。刻下：乏力，左侧髋部隐痛，胃纳欠佳，腰膝酸软，尿频清长，寐不安。脉沉细。

舌象特征：舌淡紫，舌质老，舌苔白厚燥。

西医诊断：肺癌术后；股骨头缺血性坏死。

中医诊断：肾阳亏虚、痰瘀互结证。

25. 肺癌——痰热壅肺证

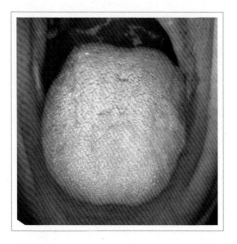

顾某，男，67岁。就诊时间：2017年3月21日（图3-102）。

患者有高血压病史，1年前确诊肺癌。刻下咳嗽频繁，夜间尤甚，痰黏难咳。胃纳尚可，大便稀，夜寐欠安。脉弦数。

图3-102　肺癌痰热壅肺证舌象

舌象特征：舌质紫暗，质老，舌苔黄燥，根部厚腻。

西医诊断：肺癌；高血压。

中医诊断：痰热壅肺、痰瘀互结证。

26. 肺癌——脾虚痰瘀证

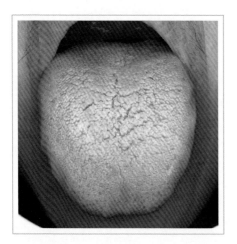

李某，女，66岁。就诊时间：2017年3月15日（图3-103）。

患者肺癌术后8月余。刻下乏力气短，口苦，时有咳嗽，痰黏色淡黄，难以咳出。夜寐差，纳一般，时有反酸，大便稀薄。脉沉弦。

图3-103　肺癌脾虚痰瘀证舌象

舌象特征：舌质枯白，淡紫，舌尖瘀点，舌苔白厚腻、燥裂，舌中少量黄苔。

西医诊断：肺癌术后。

中医诊断：脾气虚弱、痰瘀阻滞证。

27. 肺癌——心肺阳虚血瘀证

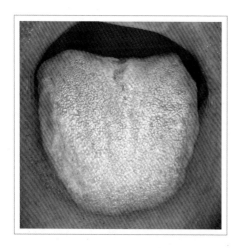

李某，男，78岁。就诊时间：2017年1月18日（图3-104）。

患者肺癌术后2月余。刻下乏力，畏寒肢冷，胸闷，左手指端麻木。胃纳一般，二便可，夜寐尚安。脉弦滑。

图3-104　肺癌心肺阳虚血瘀证舌象

舌象特征：舌色青紫，质老，舌苔白腻，根厚。

西医诊断：肺癌术后。

中医诊断：心肺阳虚血瘀证。

28. 肺癌——肺肾阴虚证

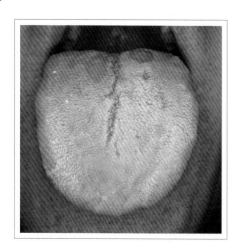

施某，男，44岁。就诊时间：2017年3月30日（图3-105）。

患者肺癌术后3月余。刻下时咳喘，腰膝酸软，多梦，间有耳鸣。脉细数。

图3-105　肺癌肺肾阴虚证红舌象

舌象特征：舌红嫩，舌中裂纹，舌苔薄白，苔根部剥落。

西医诊断：肺癌术后。

中医诊断：肺肾阴虚证。

㉙ 肺癌——肝火犯胃证

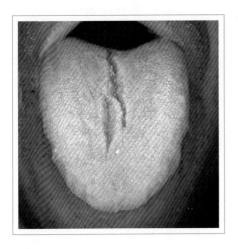

钟某，男，72岁。就诊时间：2017年2月9日（图3-106）。

患者有肺癌术后史3年余。刻下咳嗽咳痰，痰黄黏稠，面红，易激动，夜间口干，偶有反酸胃胀，夜寐不安。脉弦。

图3-106　肺癌肝火犯胃证舌象

舌象特征：舌淡红嫩，有齿痕，裂纹深，舌苔薄白，中部偏厚。

西医诊断：肺癌术后。

中医诊断：肝火犯胃证。

㉚ 肺癌——脾肾阳虚证

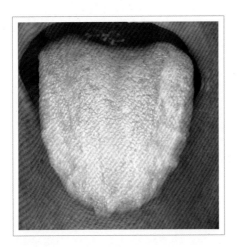

周某，男，73岁。就诊时间：2017年3月9日（图3-107）。

患者肺癌术后4年余。刻下神疲乏力，四肢不温，胃纳欠佳，大便溏薄。时有腰酸。夜寐不安。脉沉。

图3-107　肺癌脾肾阳虚证舌象

舌象特征：舌质淡白偏紫暗，边有齿痕，苔白微厚，中根部微黄腻。

西医诊断：肺癌术后。

中医诊断：脾肾阳虚、气血虚滞证。

31. 肺癌——肺脾气虚湿热证

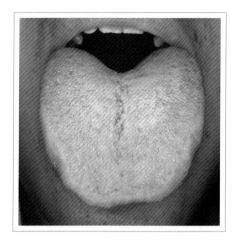

祝某，女，61岁。就诊时间：2017年3月30日（图3-108）。

患者肺癌术后2月余。刻下咳嗽剧烈，痰黏色白量少，咽痛，口苦，自汗。脉虚弦。

图3-108　肺癌肺脾气虚湿热证舌象

舌象特征： 舌淡白，质嫩，舌中裂纹，舌苔中部黄厚腻。

西医诊断： 肺癌术后。

中医诊断： 肺脾气虚、湿热阻肺证。

32. 口腔溃疡——心火上炎证

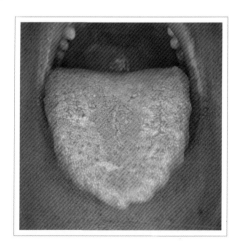

卫某，男，43岁。初诊时间：2012年3月15日（图3-109）。

口腔溃疡反复发作2个月。近2个月来，口腔溃疡发作频繁，多发于舌上，溃疡红肿明显，灼热疼痛。时感口气重浊，伴小便黄，大便欠畅，偶有不化食物。时有头痛伴晕眩不适，咽部梗阻感，皮肤瘙痒不适。脉细数。

图3-109　口腔溃疡心火上炎证舌象

舌象特征： 舌色红，边尖甚，舌面点刺，有齿痕，舌苔薄白，质燥，根黄厚腻。

西医诊断： 口腔溃疡。

中医诊断： 心火上炎证。

③③ 淋巴结炎——湿热壅阻证

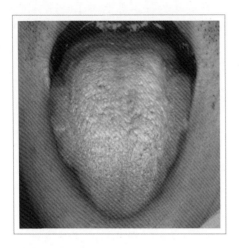

沈某，男，40岁。就诊时间：2012年8月29日（图3-110）。

颈部右侧肿痛1周。无恶寒发热，无咽痛，触诊可及肿大淋巴结。平时胃纳不佳，大便溏结不调，眩晕时作，时有耳鸣。现症见：右侧颈部肿痛，头晕耳鸣，纳寐差，小便黄，大便黏。脉弦数。

图3-110　淋巴结炎湿热壅阻证舌象

舌象特征：舌色红偏紫暗，舌苔灰黄，中部焦黄，苔质厚腻。

西医诊断：淋巴结炎。

中医诊断：湿热壅阻、痰热交结证。

③④ 抑郁症——肝气郁结证

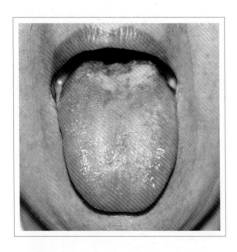

陈某，女，76岁。就诊时间：2007年9月5日（图3-111）。

患者腹痛1月余。平素血压偏高。刻下：右胁腹痛，易怒善哭，情志不畅，伴嗳气、矢气不畅。大便黏滞夹泡沫。脉弦涩。

图3-111　抑郁症肝气郁结证舌象

舌象特征：舌暗红偏紫，舌苔根部白腻。

西医诊断：抑郁症。

中医诊断：肝气郁结、痰瘀阻滞证。

35. 抑郁症——痰浊内蕴证

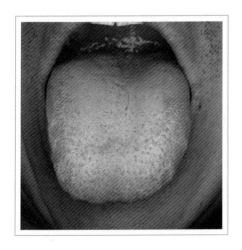

邵某，男，44岁。初诊时间：2012年3月15日（图3-112）。

患者平素易焦虑，情绪紧张，遇事加重，常感心烦易怒，头胀头痛。现症见：咽干口苦，口味重浊，纳呆，大便黏滞，小便短黄，夜寐欠安。脉弦。

图3-112　抑郁症痰浊内蕴证舌象

舌象特征：舌质偏红，舌尖边红点，舌苔淡黄，燥腻。

西医诊断：抑郁症。

中医诊断：肝火上扰、痰浊内蕴证。

36. 下肢浮肿——水湿内停证

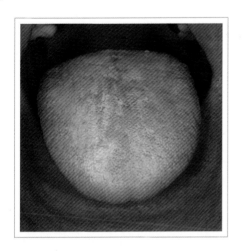

张某，男，70岁。初诊时间：2012年3月8日（图3-113）。

患者下肢浮肿反复发作半年。夜尿每晚3～4次，下肢微肿，夜寐易醒且容易反复，后半夜尤甚。有高血压病史，血压149/100mmHg。纳可，大便正常。脉弦数。

图3-113　下肢浮肿水湿内停证舌象

舌象特征：舌色淡红，苔薄白，根厚腻，舌中少苔。

西医诊断：下肢浮肿。

中医诊断：肾阳亏虚、水湿内停证。

37. 痤疮——冲任不调证

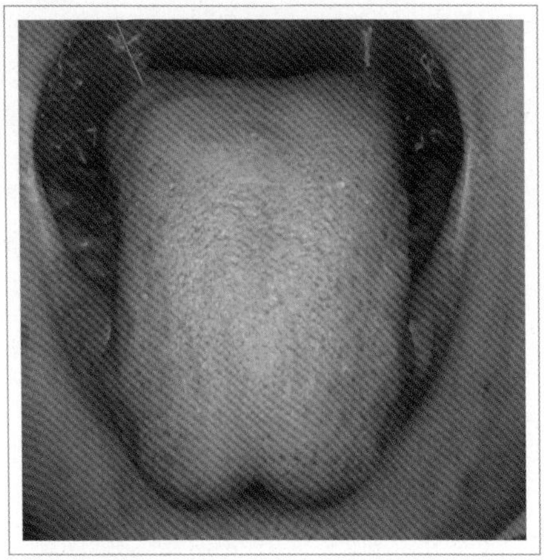

陈某，女，22岁。初诊时间：2012年8月29日（图3-114）。
患者自进入青春期后，面部即见小丘疹、脓疱。近4年来痤疮频发，每至月经前期加重，痒痛不适。近两月来因学习压力增大，课业加重，面部痤疮红肿面积增大，月经量减少，经前腹胀。纳可，二便调。脉细。

图3-114 痤疮冲任不调证舌象

舌象特征：舌质红边尖有点刺，舌形偏瘦，舌苔薄白。
西医诊断：痤疮。
中医诊断：肝气不畅、冲任不调证。

38. 前列腺肥大——下焦血瘀证

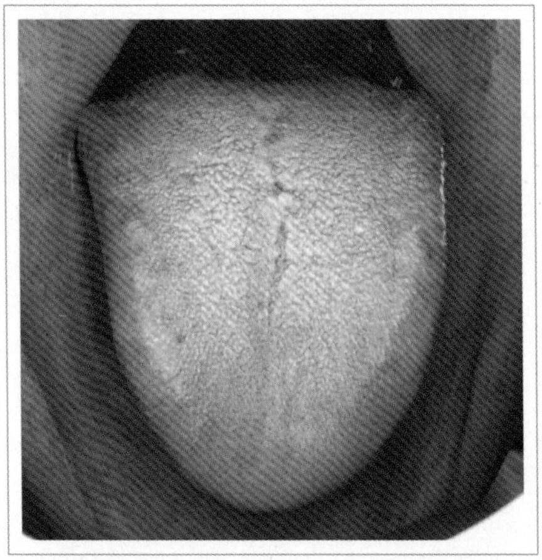

陈某，男，77岁，就诊时间：2012年6月8日（图3-115）。
前列腺肥大病史十余年，小便不畅反复发作。有高血压病史，目前血压控制良好。现症见：小便点滴不畅，尿如细线，无尿痛，无发热，夜尿4～5次/晚，夜寐欠佳。脉沉弦。

图3-115 前列腺肥大下焦血瘀证舌象

舌象特征：舌色暗偏紫，舌边尖瘀斑瘀点，舌苔薄白润，中根部微腻。
西医诊断：前列腺肥大。
中医诊断：下焦血瘀证。

39. 儿童过敏体质——阴虚火旺证

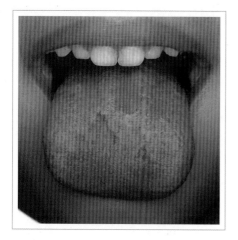

杨某，男，4岁。就诊时间：2012年5月10日（图3-116）。

自幼过敏体质，容易产生皮疹等过敏反应。平素唇红，口干，时有口气秽浊。就诊时诉：大便干燥不畅，近日肛裂，便后少量鲜血。纳一般，寐多汗。脉细数。

图3-116　儿童过敏体质阴虚火旺证舌象

舌象特征：舌色红偏暗，舌上芒刺明显，舌苔薄白花剥。

西医诊断：过敏体质。

中医诊断：阴虚火旺、热盛津亏证。

40. 舌麻——肝肾亏虚证

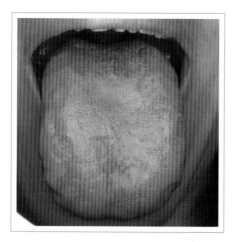

刘某，女，33岁。就诊时间：2012年7月18日（图3-117）。

舌麻1年半。患者自怀孕开始舌尖麻辣，但味觉尚正常。现产后半年，舌尖麻仍无缓解。面部色斑，夜寐欠佳，时有头晕。胃纳可，二便常。脉濡细。

图3-117　舌麻肝肾亏虚证舌象

舌象特征：舌色红，舌质嫩，舌尖边碎裂，舌体胖有齿痕，舌苔中部淡黄微腻，舌边舌根部剥脱。

西医诊断：舌觉异常（舌麻）。

中医诊断：肝肾亏虚、肾精不足证。

㊶ 月经失调——心肝火旺证

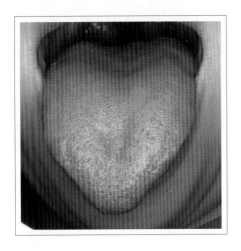

倪某，女，25岁，就诊时间：2012年8月29日（图3-118）。

近半年来出现月经延后，10～20日长短不定。时有心烦易怒，胸胁胀痛，脊背不舒，腹胀便秘等症。现症见：纳可，寐一般，腹胀便秘，脊背不舒，经事后期。脉细数。

图3-118　月经失调心肝火旺证舌象

舌象特征：舌色红，舌尖红甚，舌苔薄黄。

西医诊断：月经失调。

中医诊断：心肝火旺、冲任不调证。

㊷ 慢性疲劳综合征——寒湿困脾证

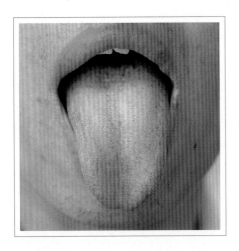

倪某，男，35岁，就诊时间：2005年6月20日（图3-119）。

患者反复性疲劳1年余，休息后常不能够得到缓解。体检指标无明显异常。刻下：倦怠乏力，四肢不温，胃纳一般，食后腹胀，大便可。面色淡白少华。脉缓。

图3-119　慢性疲劳综合征寒湿困脾证舌象

舌象特征：舌淡，舌苔中根部白厚腻。

西医诊断：慢性疲劳综合征。

中医诊断：脾阳不振、寒湿困脾证。

43 慢性疲劳综合征——阳虚阴浮证

章某，女，43岁。就诊时间：2012年5月10日（图3-120）。

患者两年前顺产1子，产后外感风寒，服药发汗太过后出现疲劳，动则汗出，畏冷。自服保健品后出现月经紊乱，催乳素（PRL）上升，雌二醇（E2）下降，服雌激素后4月初月经至一次，至今未再至。尿酸偏高。素易感冒，夜寐不安，服抗抑郁药物、安眠药。现症见：怕冷时作，但又时觉内心火热、抑郁焦虑，伴口干、口苦。夜寐欠佳。纳尚可，大便2～3日一行，质尚可。脉细数，尺弱。

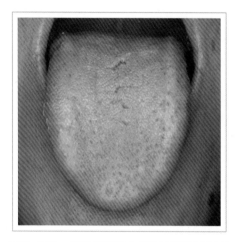

图3-120　慢性疲劳综合征阳虚阴浮证舌象

舌象特征：自觉舌尖灼热，舌尖偏红，舌体裂纹，舌苔薄黄，根偏腻。

西医诊断：慢性疲劳综合征。

中医诊断：阳虚阴浮证。

二、常见病证的诊断、治疗与舌象变化

1.脾胃病证候与舌象

（1）胃脘痛；脾虚气滞证

陈某，女，60岁。

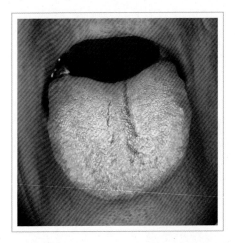

初诊时间：
2016年11月3日（图3-121）。
主诉：胃脘闷胀疼痛，反复发作1月余。
现病史：近1个月胃脘胀闷不适，餐后1小时左右胃脘隐痛，伴反酸。现症见畏寒肢冷，时感头晕。纳差，大便不畅，便溏时作。寐尚可。脉细弱。

图3-121　首诊舌象

舌象特征：舌色暗红，舌质有裂纹，苔色白，苔质偏腻。
中医诊断：胃脘痛；脾阳不振、胃脘气滞证。
治则治法：健脾温阳，理气止痛。
方药：四逆散合香砂六君子汤加减方，2周。

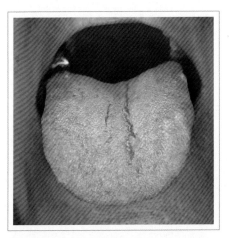

复诊时间：
2016年11月17日（图3-122）。
复诊症状：服药后，胃脘闷胀疼痛好转，偶有胃脘不适，食欲增进，大便基本正常，偶有溏薄，寐可。脉细。

图3-122　二诊舌象

舌象特征：舌色渐常，淡红润泽，裂纹缓解，舌苔渐化为薄白。

治则治法：温阳益胃，理气消食。

方药：原方加减，方药略。

（2）胃脘痛；气滞痰瘀证

沙某，女，43岁。

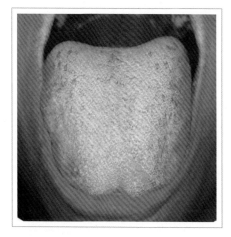

初诊时间：

2016年11月17日（图3-123）。

主诉：胃脘阵发疼痛，反复3个月。

现病史：胃脘阵发疼痛，晨起伴胁肋胀痛，无呕吐吞酸，无胸闷心痛，口不干渴。纳可，大便成形，日行一次。寐欠安，偶有心烦、情绪不佳。唇色淡紫。脉象左弦右细。

图3-123　首诊舌象

舌象特征：舌质淡紫，边有齿痕，舌苔白厚腻。

中医诊断：胃脘痛；气滞血瘀、痰湿中阻证。

治则治法：行气化浊，活血化瘀。

方药：金铃子散合失笑散加减，2周。

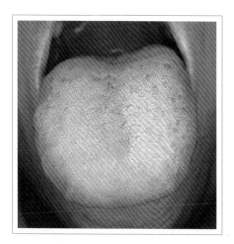

复诊时间：

2016年12月8日（图3-124）。

复诊症状：患者自述服药后脘痛症状明显改善，但左上腹仍偶有不适，心烦仍时作。寐渐安，纳可，便调。脉细缓。

图3-124　二诊舌象

舌象特征：舌色已由淡紫转为淡红，舌苔厚腻已化，逐渐转薄。

治则治法：行气止痛，活血化瘀。

方药：患者症状明显改善，改服中成药，遂予丹参片活血化瘀，逍遥丸健
脾疏肝，香砂养胃丸益气健脾。嘱患者常服，健脾活血，改善瘀血
体质。

（3）浅表萎缩性胃炎；胃痞；气虚血瘀证

毛某，女，66岁。

初诊时间：2016年12月22日（图3-125）。

主诉：胃脘闷胀伴消化不良3月余。

现病史：患者2016年9月因胃脘不适至消化科就诊，胃镜检查示：浅表萎
缩性胃炎伴糜烂，幽门螺杆菌（＋），活检病理示：胃窦部黏膜浅表性炎。

现症见：时有胃脘闷胀不适，伴嗳气，胃纳欠佳。无胃脘疼痛，无呕吐反
酸。口干，大便质干，夜寐欠佳，时服西药安眠。脉细涩。

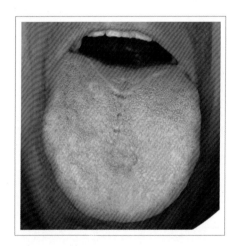

 图3-125 首诊舌象

舌象特征：舌色淡白，舌尖部少量瘀点，舌质偏胖，轻度齿痕，舌苔白腻
微厚。

西医诊断：浅表萎缩性胃炎。

中医诊断：胃痞；气虚血瘀证。

治则治法：健脾行气，通阳活血。

方药：厚朴生姜半夏甘草人参汤合四物汤加减，2周。

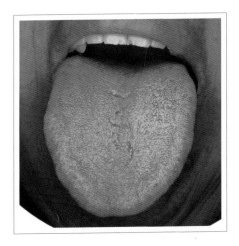

复诊时间：

2017年1月12日（图3-126）。

复诊症状：胃脘闷胀明显好转，纳尚可，大便调，夜寐改善。脉细。

图3-126 二诊舌象

舌象特征： 舌色渐常，色淡红，舌苔薄白。

治则治法： 活血化瘀，通阳化气。

方药： 续用前方加减，2周。

（4）腹痛；脾虚湿困、痰瘀互结证

徐某，男，50岁。

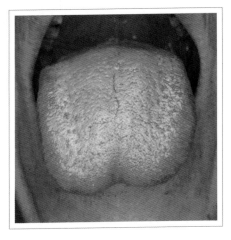

初诊时间：

2016年5月19日（图3-127）。

主诉：排便腹痛2周。

现病史：患者近2周每排便时腹痛，大便日行2～3次，便质溏薄，畏寒，神疲乏力，白日困倦，四肢困重，下肢酸痛，纳可，寐安，小便调。脉浮缓无力。

图3-127 首诊舌象

舌象特征： 舌色暗红，尖边青紫，舌苔黄白间杂，厚而燥腻。

中医诊断： 腹痛；脾虚湿困、痰瘀互结证。

治则治法： 健脾温阳，活血化湿。

方药：

| 熟附片12g | 桂枝18g | 干姜9g | 细辛6g |

补骨脂12g	党参20g	白术12g	茯苓30g
蜜炙甘草12g	皂角刺12g	丹参30g	黄连9g

7剂

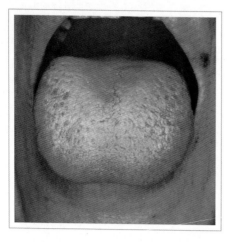

二诊时间：
2016年5月26日（图3-128）。
复诊症状：疲劳、四肢困重、双下肢酸痛均明显好转。排便前仍有腹痛，较前轻缓，大便日行1～2次，便质溏薄。畏寒，口苦。纳可，寐安，小便调。脉濡数。

图3-128　二诊舌象

舌象特征： 舌色渐红润明亮，青紫亦缓，舌苔黄厚腻亦减。

治则治法： 健脾温阳，活血化湿。

方药：

熟附片18g	党参30g	蜜炙甘草9g	丹参15g
禹余粮15g	桂枝18g	补骨脂9g	白术15g
皂角刺15g	黄连6g	黄芩炭9g	干姜9g
补骨脂6g	茯苓15g	赤石脂15g	厚朴9g

7剂

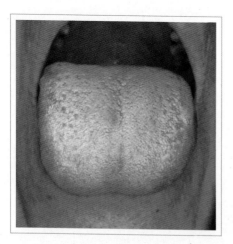

三诊时间：
2016年6月2日（图3-129）。
复诊症状：症状明显好转，便前腹痛、口干口苦、四肢无力等症已解。现纳谷一般，大便日行1～2次，偶有溏薄，小便调，夜寐可。脉濡缓。

图3-129　三诊舌象

舌象特征：舌色淡红，舌边有瘀斑，黄腻苔已祛，苔色白润，苔质微厚腻。

治则治法：健脾活血化湿。

方药：

桂枝 18g	补骨脂 15g	茯苓 15g	法半夏 12g
厚朴 9g	当归 15g	白术 15g	干姜 3g
党参 30g	炙甘草 9g	黄连 6g	黄芩炭 9g
甘草 9g	生鸡内金 12g	皂角刺 12g	

7剂

（5）腹胀；肝胆湿热证

戴某，男，52岁。

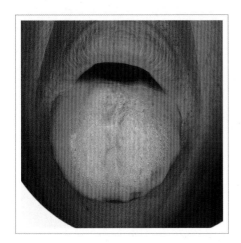

初诊时间：

2017年3月30日（图3-130）。

主诉：腹胀3年。

现病史：胆囊切除术后3年余，现症见：腹胀，胁肋不适，口气重浊，大便溏薄，头身困倦，头胀，手足麻木，颈部酸痛，唇色青紫。血压：135/88mmHg。脉弦数。

图3-130 首诊舌象

舌象特征：舌色淡紫，舌质胖大边有齿痕，苔色白，苔质中根部厚腻。

西医诊断：胆囊切除术后。

中医诊断：腹胀；肝胆湿热、脾虚血瘀证。

治则治法：清热化湿，理气健脾。

方药：

黄连 9g	青蒿 12g	知母 12g	丹参 30g
当归 15g	柴胡 15g	郁金 18g	枳实 15g
枳壳 15g	陈皮 12g	大黄炭 9g	炒白术 15g
党参 15g	茯苓 15g	甘草 9g	干姜 6g

7剂

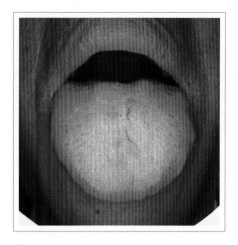

二诊时间：

2017年4月6日（图3-131）。

复诊症状：服药后症状改善，腹胀缓解，大便尚可。口唇青紫。脉弦数。

图3-131　二诊舌象

舌象特征：舌色淡白，舌质胖大有齿痕，苔色白，厚苔渐化，根部仍厚腻。

治则治法：清热化湿，理气活血。

方药：

党参15g	茯苓15g	丹参30g	当归15g
柴胡15g	郁金18g	大黄炭9g	白术15g
木香9g	黄连9g	厚朴12g	蜈蚣2条
甘草9g	干姜6g	皂角刺15g	黄芩炭18g

14剂

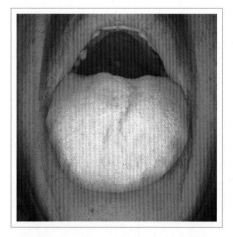

三诊时间：

2017年4月27日（图3-132）。

复诊症状：症状进一步缓解，口气已减，偶感腹胀、手指麻木，大便常。唇色淡紫。脉虚弦。

图3-132　三诊舌象

舌象特征：唇舌色淡白，舌质有齿痕，苔色白，苔质根部稍厚腻。

治则治法：清热化湿，理气活血。

方药：

川芎 30g	丹参 30g	当归 15g	柴胡 12g
桂枝 18g	党参 30g	白术 15g	茯苓 30g
黄连 9g	枳实 15g	豆蔻 6g	木香 9g
皂角刺 15g	黄芩炭 18g	甘草 9g	

14 剂

（6）慢性胃炎；胃脘痛；湿热中阻证

董某，女，52岁。

初诊时间：

2004年11月15日（图3-133）。

主诉：胃脘痛2年。

现病史：胃脘痛反复发作2年，经常嘈杂嗳气，进食饱胀痛甚。饱食后胃脘灼痛加剧嗳腐、泛吐酸苦，口干苦而黏。大便已3日未解，腹胀，矢气秽臭，夜寐不安。脉象弦滑。

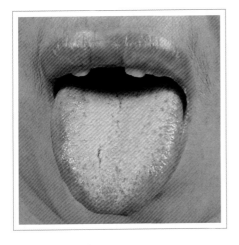

图3-133　首诊舌象

舌象特征：舌红，舌尖起刺，舌苔黄厚腻，舌根部垢浊。

西医诊断：慢性胃炎。

中医诊断：胃肠食滞，湿热中阻。

方药：小承气汤合平胃散加减，2周。

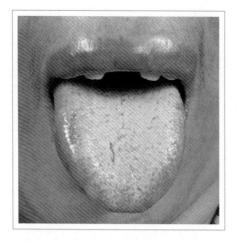

复诊时间：

2004年11月29日（图3-134）。

药后积滞已消，湿热始化，腑气畅通，腹满顿消，饮食少思，口中黏腻，小便黄浊，脉弦。

图3-134　二诊舌象

舌象特征：舌红，舌苔较前洁净，黄苔转淡，呈淡黄腻苔。

方药：三黄泻心汤合平胃散加减，2周。

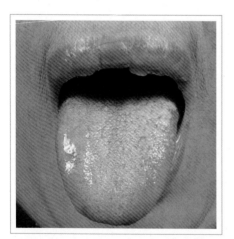

三诊时间：

2004年12月13日（图3-135）。

二周后，脘腹部胀痛已除，嗳气反酸减少，胃纳已常，大便日行。

图3-135　三诊舌象

舌象特征：舌色已转淡红，黏腻苔已化，舌中仅有少量黄苔。

方药：续用原方加减，2周。

2. 心脑血管疾病证候与舌象

（1）心包积液；胸痹；心肾阳虚证

朱某，男，43岁。

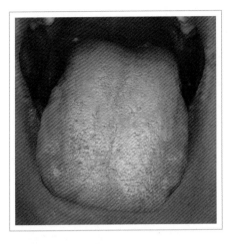

初诊时间：

2016年4月14日（图3-136）。

主诉：胸闷痛1个月。

现病史：反复心前区闷痛，夜卧尤甚。2016年3月28日超声报告示：心包少量积液。现症见：心、背部有异物感，胃脘气胀，嗳气时作，大便可。脉弦滑。

图3-136　首诊舌象

舌象特征：舌色红，舌质有齿痕，苔白厚腻。

西医诊断：心包积液。

中医诊断：胸痹；痰阻心脉、水气凌心证。

治则治法：清化痰湿，通阳利水。

方药：

桂枝15g	地龙9g	瓜蒌皮15g	瓜蒌子15g
茯苓15g	猪苓9g	桔梗15g	白术12g
朱灯芯0.6g	泽泻10g	车前子30g	防己15g
生黄芪10g	炙甘草9g	生地黄15g	赤芍15g
当归10g			

7剂

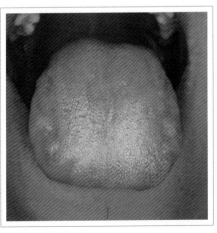

复诊时间：

2016年4月21日（图3-137）。

复诊症状：胸闷痛好转，夜卧时背部仍有异物感，口干，纳可，二便调，夜寐安。脉弦细。

图3-137　二诊舌象

舌象特征：舌色淡红，舌边有齿痕，舌苔薄白。

治则治法与方药：续守前法，2周。

（2）心悸；心脑瘀阻证

季某，女，82岁。

初诊时间：2017年3月16日（图3-138）。

主诉：心悸5年余。

现病史：5年前脑梗，经治疗后病情恢复稳定。性格急躁，平素情绪易激动。近5年，时有心动悸，动则汗出，肢体轻度震颤，舌体震颤，言语微謇涩。喜叹气，口气重浊。纳可，大便常，寐尚安。脉结代。

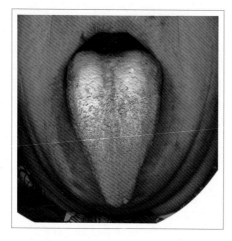

图3-138　首诊舌象

舌象特征：舌色紫暗，舌形瘦，舌质偏老，苔色白，苔质厚腻燥。

西医诊断：脑梗死。

中医诊断：心悸；心脑瘀阻证。

治则治法：理气活血，宁心化痰。

方药：

生地黄15g	白术15g	熟附片15g	桔梗15g
丹参30g	当归15g	五味子15g	党参15g
茯苓15g	桂枝18g	厚朴12g	赤芍18g
川芎15g	炙甘草12g	瓜蒌皮12g	苍术9g
紫贝齿30g	远志12g		

14剂

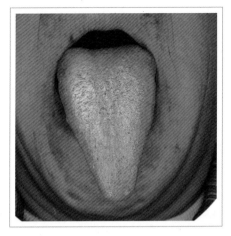

复诊时间：

2017年3月30日（图3-139）。

复诊症状：服药后心悸缓解，汗出已除，舌苔渐化。头部巅顶偶痛，大便溏，日行1～2次，寐欠安。脉结代。

图3-139 二诊舌象

舌象特征： 舌色淡紫，舌形瘦，苔色白，苔质薄偏燥。

治则治法： 活血益气，理气化痰。

方药：

炒白术15g	丹参30g	当归15g	党参20g
茯苓30g	桂枝18g	厚朴9g	赤芍18g
川芎30g	炙甘草12g	瓜蒌皮12g	枳实12g
麦冬12g	莪术18g	陈皮12g	升麻18g

14剂

（3）心悸；气阴两虚证

张某，女，75岁。

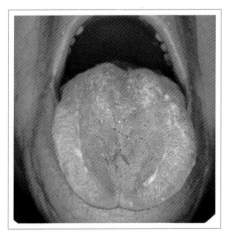

初诊时间：

2017年3月9日（图3-140）。

主诉：乏力心悸2年余。

现病史：疲劳乏力，动则气喘，偶感心悸，晨起口干，纳可，大便日行1～2次，寐不实易醒。脉弦数。

图3-140 首诊舌象

舌象特征：舌色淡红，舌质有齿痕裂纹，苔色白，剥苔，苔质薄根腻。

中医诊断：心悸；气阴两虚、心神失养证。

治则治法：养心安神。

方药：

川芎 10g	生地黄 20g	知母 12g
黄连 3g	酸枣仁 12g	首乌藤 30g
煅龙骨 30g	煅牡蛎 30g	桔梗 12g
	甘草 12g	

14 剂

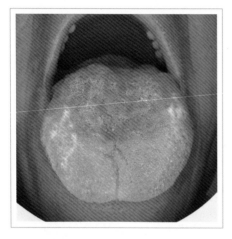

复诊时间：

2017 年 4 月 13 日（图 3-141）。

复诊症状：服药后乏力明显改善，心慌好转，胃脘偶感不适，胃纳可，二便调，夜寐较前好转，每夜睡眠时间较以前延长。脉细缓。

图 3-141 二诊舌象

舌象特征：舌色淡红，舌质有齿痕裂纹，剥苔有新生苔，舌苔薄白。

治则治法：益气养阴，活血理气。

方药：

川芎 15g	生地黄 30g	知母 9g	黄连 3g
酸枣仁 15g	首乌藤 15g	茯苓 10g	麦冬 27g
煅龙骨 30g	煅牡蛎 30g	当归 10g	五味子 15g
桂枝 9g	葛根 15g	合欢皮 18g	党参 15g

14 剂

（4）高血压；肝阳上亢、痰浊内阻证

张某，女，73 岁。

初诊时间：2016 年 12 月 15 日（图 3-142）。

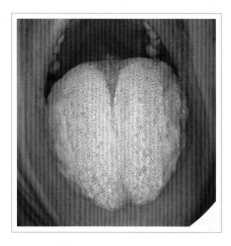

主诉：头胀10年，加重半月。

现病史：高血压病史，自测血压最高达200/100mmHg，发作时头晕欲扑，肢软心悸，气短乏力。经住院治疗后好转，但头胀仍反复发作。现症见：头两侧胀，项部拘急，口干黏腻，食冷后甚，纳可，大便调，寐尚安。脉弦数。

图3-142 首诊舌象

舌象特征：舌色淡红，舌质胖大齿痕，苔色白，苔质厚腻，根剥。

西医诊断：高血压。

中医诊断：眩晕；肝阳上亢、痰浊内阻证。

治则治法：平肝潜阳，化痰和胃。

方药：

制半夏12g	茯苓15g	茯神15g	石菖蒲15g
天麻30g	当归10g	丹参15g	桔梗15g
川芎30g	海螵蛸30g	川贝母粉（冲）3g	地骨皮12g
黄芩15g	柴胡12g	生地黄15g	熟地黄15g
甘草9g			

7剂

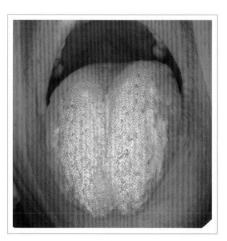

二诊时间：

2017年3月16日（图3-143）。

复诊症状：服药后诸症和缓，偶感乏力，哈欠时作。纳可，便调。脉缓。

图3-143 二诊舌象

舌象特征：舌色淡红，舌质有齿痕，苔白稍厚，剥落处有新生苔。

治则治法：益气养阴，活血祛痰。

方药：

生黄芪30g	麦冬18g	石菖蒲15g	天麻18g
川芎15g	生地黄30g	当归15g	泽泻10g
五味子15g	桂枝9g	首乌藤15g	瓜蒌皮12g
茯苓15g	天花粉27g	赤芍12g	甘草9g

14剂

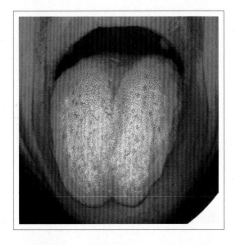

三诊时间：

2017年4月27日（图3-144）。

复诊症状：体能渐佳，纳可，便调，夜寐平。脉细。

图3-144 三诊舌象

舌象特征：舌色淡红，舌质有齿痕，苔薄白，剥处已有新苔覆盖。

治则治法：益气养阴，活血祛痰。

方药：续守前方，2周。

（5）房颤；胸痹；心阳虚衰证

朱某，男，34岁。

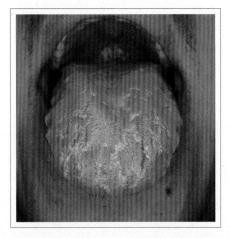

初诊时间：

2017年3月9日（图3-145）。

主诉：胸闷心悸近30年。

现病史：先天性心脏病术后，房颤。

现症见：胸闷，心悸，胸背疼痛时作，寐欠佳，入睡难，夜寐肢麻，畏寒，喜多饮，唇青紫。脉沉紧涩。

图3-145 首诊舌象

舌象特征：舌色红，舌质胖嫩有裂纹齿痕，苔色白，苔质花剥。

西医诊断：先心病术后，房颤。

中医诊断：胸痹；心阳虚衰证。

治则治法：益气温阳，活血通络。

方药：

熟附子15g	干姜6g	细辛6g	桂枝18g
生地15g	川芎15g	当归15g	赤芍18g
桔梗15g	丹参30g	茶树根15g	白龙齿30g
麦冬18g	炙甘草9g		

14剂

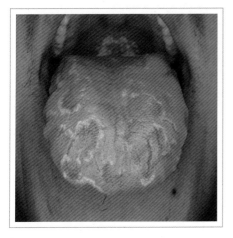

二诊时间：

2017年3月23日（图3-146）。

复诊症状：服药后心悸已除，心功能明显改善。大便溏黏不爽，寐难入睡。脉左弦右细涩。

图3-146　二诊舌象

舌象特征：舌色淡红，舌质胖嫩有裂纹齿痕，苔色白，苔质花剥。

治则治法：温阳生津，活血通络。

方药：

熟附片15g	干姜6g	细辛6g	桂枝18g
地黄30g	川芎15g	当归15g	桔梗15g
丹参15g	茶树根15g	白龙齿30g	麦冬18g
炙甘草9g	首乌藤30g	酸枣仁15g	天花粉18g
党参15g	白术15g		

7剂

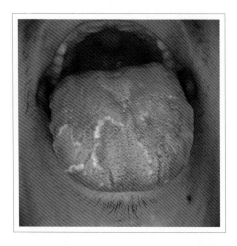

三诊时间：

2017年5月11日（图3-147）。

复诊症状：服药后症状明显改善，精力渐复，心悸极少发作，口干喜饮。脉沉紧细。

图3-147　三诊舌象

舌象特征：舌色淡红，舌质胖嫩有齿痕，裂纹较前好转，舌苔薄白，花剥亦改善。

治则治法：益气温阳，化痰通络。

方药：

生黄芪30g	熟地黄30g	萹蓄15g	茯苓30g
麦冬18g	炙甘草15g	党参30g	白术15g
茶树根15g	白龙齿30g	檀香6g	木香6g
五味子15g	黄连6g	瓜蒌皮12g	

14剂

3.内分泌疾病证候与舌象

（1）糖尿病；头痛；气虚血瘀证

龚某，女，49岁。

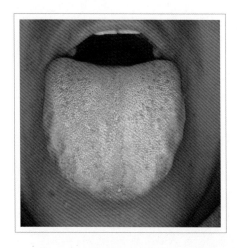

初诊时间：

2017年3月23日（图3-148）。

主诉：头痛头晕半年。

现病史：患者有甲亢病史，经治疗后已愈。血糖不稳定，近期空腹血糖6.7mmol/L。近半年来时发头痛头晕，伴乏力，胸闷，偶有心悸，寐欠安。唇色淡紫。脉虚弦。

图3-148　首诊舌象

舌象特征：舌色淡紫，舌质胖大有齿痕，苔色白，苔质腻燥。

西医诊断：2型糖尿病。

中医诊断：头痛；气虚痰阻、心血瘀阻证。

治则治法：益气活血，化痰宁心。

方药：

生黄芪30g	川芎15g	瓜蒌皮15g	制半夏12g
桔梗15g	当归15g	丹参30g	麦冬18g
茶树根15g	赤芍12g	紫贝齿30g	茯苓15g
茯神15g	远志12g	酸枣仁12g	五味子12g
甘草9g			

14剂

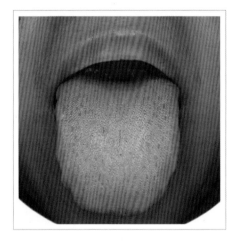

复诊时间：

2017年4月6日（图3-149）。

复诊症状：服药后症状改善，头痛头晕渐除，胸闷心悸减缓，乏力时作，口干，寐已安。脉虚弦。

图3-149 二诊舌象

舌象特征：唇色淡紫，舌色淡红，舌质有齿痕，舌苔薄白。

治则治法：益气活血，宁心安神。

方药：

生黄芪45g	川芎15g	瓜蒌皮15g	当归15g
丹参30g	茶树根15g	赤芍12g	酸枣仁12g
五味子12g	炙甘草9g	黄连6g	麦冬18g
紫贝齿30g	茯苓15g	茯神15g	远志12g
生地黄45g	仙鹤草45g		

14剂

（2）糖尿病；虚劳；心脾两虚、痰湿郁阻证

沈某，女，65岁。

初诊时间：2016年11月13日（图3-150）。

主诉：疲劳2年，加重半年。

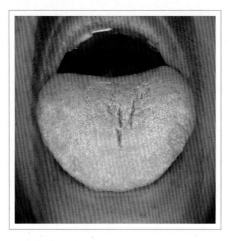

现病史：患者有糖尿病病史10年，平时血糖7～8mmol/L。近两年来自觉虚倦，劳累感明显，近半年来尤甚。血压偏高，服药控制血压尚可。现症见：头胀痛，偶有心悸，口苦口干，腰酸；入睡困难，多梦；纳可，无腹泻，易反酸，小便频，大便黏腻。脉虚弦。

图3-150 首诊舌象

舌象特征：舌色淡白，舌体胖大，中部裂纹，苔色微黄，苔质偏燥，根部厚腻。

西医诊断：2型糖尿病。

中医诊断：虚劳；心脾两虚证、痰湿郁阻证。

治则治法：健脾养心，化痰除湿。

方药：归脾丸合温胆汤加减，1周。

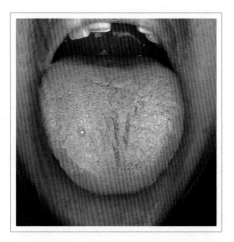

复诊时间：
2016年11月20日（图3-151）。
复诊症状：服药后乏力改善，头痛渐除，胸闷心悸减缓，口苦好转，口干仍有，寐渐安。脉弦细。

图3-151 二诊舌象

舌象特征： 舌色转淡红，舌苔薄白润，根部微黄。

治则治法方药： 续守前法，2周。

4.妇科病证候与舌象

（1）尿路综合征；热淋；湿热下注证

葛某，女，57岁。

初诊时间：2015年10月28日（图3-152）。

主诉：尿频、尿急、尿痛1月余。

现病史：患者近一月来小便灼热频急，小腹、肛门坠胀，伴头痛，心悸，胃脘痛，双下肢肿胀，时有麻木、疼痛。脉沉缓。

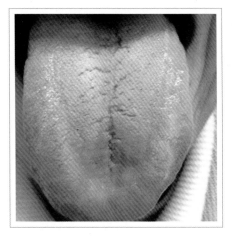

图3-152　首诊舌象

舌象特征： 舌色淡红，舌质有裂纹，舌苔黄厚腻。

西医诊断： 尿路综合征。

中医诊断： 淋证（热淋）；湿热下注。

治则治法： 清热利湿通淋。

方药：

生地黄45g	水牛角30g	当归15g	全蝎3g
黄柏18g	海金沙30g	生鸡内金18g	川芎15g
川牛膝18g	大黄炭12g	知母12g	厚朴12g
黄连15g	麻黄9g	泽泻10g	煅石膏15g

7剂

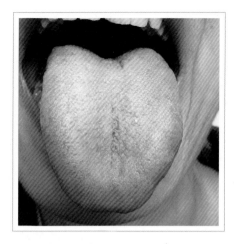

复诊时间：
2015年11月5日（图3-153）。
复诊症状：服药后诸证减缓，小便如常，下肢肿胀疼痛亦除。胃脘痛减，偶有小腹坠胀。脉沉缓。

图3-153 二诊舌象

舌象特征： 舌色淡红，舌苔已明显消退，苔色黄白相间，边微厚腻。
方药： 续守前法。

（2）慢性阴道炎、盆腔积液；腹胀；清阳不升、阴虚血瘀证

桂某，女，48岁。
初诊时间：2017年4月6日（图3-154）。
主诉：腹胀、纳呆半年余。

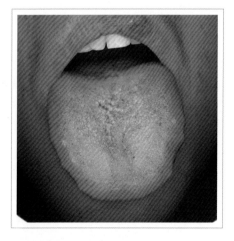

现病史：阴道炎、盆腔积液7年余，近半年反复小腹坠胀，月经色淡量少，无明显腹痛。纳呆，食后尤甚，伴肠鸣矢气，大便溏薄，排便不爽。心烦多梦，夜寐差，盗汗，白昼乏力，目干，口干，口疮时发，尿短色赤，甚则涩痛。脉虚细数。

图3-154 首诊舌象

舌象特征： 舌色淡红，舌质有齿痕瘀点，苔色白，苔质根腻。
西医诊断： 慢性阴道炎、盆腔积液。
中医诊断： 腹胀；清阳不升、阴虚血瘀证。
治则治法： 滋阴清热，活血理气。

方药：

生地黄 60g	淡竹叶 15g	升麻 15g	当归 15g
桂枝 27g	赤芍 18g	白芍 18g	柴胡 15g
川芎 30g	龙骨 45g	牡蛎 45g	麦冬 30g
五味子 15g	炙甘草 15g		

7剂

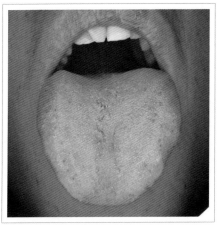

复诊时间：

2017年4月13日（图3-155）。

复诊症状： 服药后症状改善，腹胀渐缓，纳可，寐渐安，口疮除，盗汗未作，口干缓解。现症见：头晕，大便溏薄，小便偏黄。脉细。

图3-155　二诊舌象

舌象特征： 舌色淡红，舌质有瘀点，舌苔渐化，苔质薄白微腻。

西医诊断： 慢性阴道炎、盆腔积液。

中医诊断： 腹胀；脾气虚伴阴虚血瘀证。

治则治法： 滋阴清热，健脾理气。

方药： 续守前方，2周。

（3）经行头痛；肝血亏虚、阳虚血瘀证

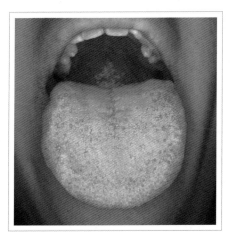

李某，女，44岁。

初诊时间：2017年3月9日（图3-156）。

主诉： 经行头痛10余年。

现病史： 患者经行头痛反复发作10余年，就诊时适值经期，头痛甚伴肢体麻木，经色浅淡，经血量少。胃纳一般，面色淡，口多涎，畏冷，偶有四肢酸疼，头晕。脉细数。

图3-156　首诊舌象

舌象特征：舌色淡白，舌质有少量瘀点，舌中有裂纹，苔色白，苔质厚腻。

中医诊断：经行头痛；肝血亏虚、阳虚血瘀证。

治则治法：健脾养肝，补血活血。

方药：

生黄芪30g	当归10g	生地黄30g	香附12g
仙鹤草15g	太子参15g	茯苓15g	桂枝15g
川芎30g	刺蒺藜18g	白术12g	皂角刺15g
沙苑子18g	补骨脂18g	茺蔚子15g	炙甘草9g

14剂

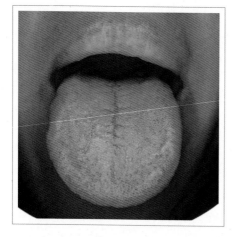

复诊时间：

2017年4月6日（图3-157）。

复诊症状：全身麻木和头痛渐除，头晕偶发，烦躁易怒，寐欠安。脉细弱。

图3-157　二诊舌象

舌象特征：舌象渐转正常，舌色淡红，裂纹仍在，舌苔薄白。

治则治法与方药：续守前法，2周。

（4）经行腹痛；气滞血瘀证

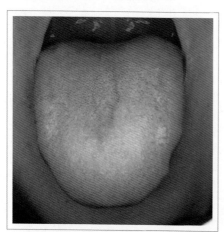

戴某，女，41岁。

初诊时间：2012年5月31日（图3-158）。

主诉：经行腹痛20年，加重2年。

现病史：患者自初潮起经行腹痛，时有好坏，既往疼痛可忍，B超示双角子宫。近两年经行腹痛加重，疼痛明显，以左下腹痛为主，月经周期正常，每

图3-158　首诊舌象

次7天；量偏少，色偏深，此次月经第2天痛甚。有习惯性便秘，3～5天一行，偶有偏头痛，纳可，寐欠安，疲劳，口干时作。脉细涩。

舌象特征： 舌色淡偏紫，苔薄白润。

西医诊断： 痛经。

中医诊断： 经行腹痛；气滞血瘀。

治则治法： 活血化瘀，理气止痛。

方药： 失笑散合四物汤加减。

五灵脂9g	生蒲黄30g	生白术9g	莪术9g
蜜炙黄芪9g	党参15g	川芎15g	刘寄奴18g
香附9g	大黄炭9g	三七粉3g	炮姜炭6g
赤芍18g	丹参15g	大血藤15g	当归10g
生山楂18g			

14剂

复诊时间：2012年7月5日（图3-159）。

复诊症状：月事上月25日至，疼痛缓解，大便日行，偏头痛时作，夜寐欠安，情绪影响较大，纳可，脉细涩偏数。

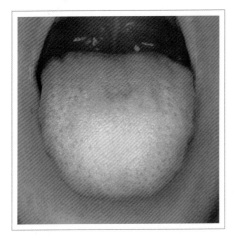

图3-159　二诊舌象

舌象特征： 舌色转淡红，舌苔薄白。

治则治法： 续用活血止痛之法。

方药： 续用前方加减，2周。

5.肿瘤病证候与舌象

（1）肺癌；肺脾气虚证

陈某，男，31岁。

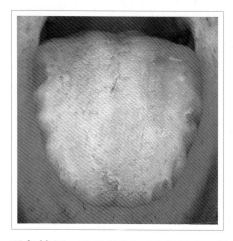

初诊时间：

2016年11月12日（图3-160）。

主诉：反复咳嗽3年伴低热1周。

现病史：患者三年前因咳嗽，外院诊断为左肺腺癌。一周前出现不明原因低热，干咳无痰，无咯血，气促乏力，声嘶。头晕，胃纳可，二便调，夜寐欠安。脉沉细。

图3-160　首诊舌象

舌象特征：舌色淡红，舌尖红点，边有齿痕，舌苔白腻，根偏厚，少量剥苔。

西医诊断：左肺腺癌。

中医诊断：肺脾气虚证。

治则治法：健脾化湿，补益肺气。

方药：补肺汤合六君子汤加减，1周。

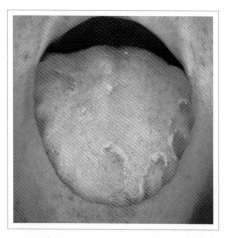

复诊时间：

2016年11月19日（图3-161）。

复诊症状：服药后，发热退，干咳稍缓，时有头晕，声音沙哑，气促好转，胃纳可，二便调，夜寐尚可。脉沉细。

图3-161　二诊舌象

舌象特征：舌色淡红，齿痕较前好转，中根白厚苔渐化，边尖剥落加重。

治则治法：健脾化湿，补益肺气。

方药：补肺汤合六君子汤加减，1周。

（2）肺癌；气虚湿浊内蕴证

何某，女，56岁。

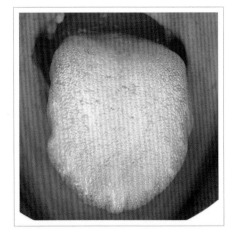

初诊时间：

2017年2月8日（图3-162）。

主诉：反复咳嗽咳痰4年余。

现病史：患者4年前出现咳嗽咳痰，无咯血，外院诊断：肺鳞癌。刻下：咳嗽咳痰，痰少质稀色白。寐醒后易汗出，乏力，恶心，两侧颈项隐痛，腹中肠鸣，小便急，大便时稀，日行2次。脉弦细。

图3-162　首诊舌象

舌象特征：舌色淡白，有齿痕，苔黄燥腻，舌中偏厚。

西医诊断：肺鳞癌。

中医诊断：气虚湿浊内蕴证。

治则治法：补脾益肺，祛湿化浊。

方药：补肺汤合六君子汤加减，2周。

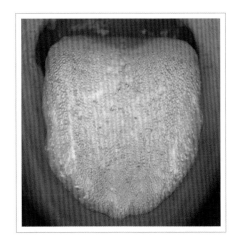

复诊时间：

2017年3月8日（图3-163）。

复诊症状：患者咳嗽咳痰较前缓解，稍觉乏力，两侧齿痛，中脘隐痛，胃纳可，夜寐不安，小便调，大便溏薄。脉弦细。

图3-163　二诊舌象

舌象特征：舌色淡红，较前略有好转，苔黄腻。

治则治法：补脾益肺，祛湿化浊。

方药：续上方加减，2周。

（3）肺癌；湿热壅肺证

李某，女，63岁。

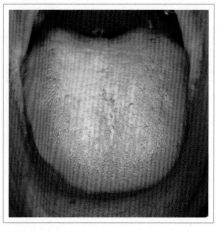

初诊时间：

2016年11月17日（图3-164）。

主诉：肺癌一年，伴咳嗽咳痰加重半月余。

现病史：患者一年前，因咳嗽咳痰于外院就诊，诊断肺癌，刻下患者咳嗽咳痰，痰白质黏量多，右侧胸骨疼痛，胃纳一般，二便调，寐差。脉弦滑。

图3-164　首诊舌象

舌象特征：舌红，苔燥，中根黄厚腻。

西医诊断：肺癌。

中医诊断：湿热壅肺证。

治则治法：清利湿热，止咳化痰。

方药：

浙贝母9g	猪苓15g	炒枳实9g	丹参30g
川贝母粉3g	地龙30g	鱼腥草30g	大腹皮10g
陈皮9g	地骨皮15g	桑白皮30g	龙葵30g
猫人参30g	葶苈子12g	花花椒9g	防己9g
生黄芪30g			

7剂

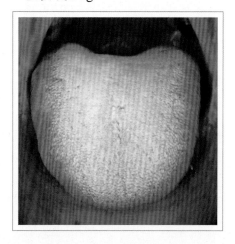

复诊时间：

2016年11月24日（图3-165）。

复诊症状：患者咳嗽咳痰无明显好转，痰白质黏量多，右侧胸骨疼痛较前缓解，纳可，二便调，寐差。脉弦细。

图3-165　二诊舌象

舌象特征：舌红，苔色白黄相兼，苔根黄厚腻。

治则治法：清利湿热，止咳化痰。

方药：

川佛手9g	太子参15g	骨碎补15g	薏苡仁15g
北沙参15g	蛇六谷30g	石上柏30g	鸡血藤30g
牛角腮30g	丹参30g	川贝母粉3g	地龙30g
鱼腥草30g	大腹皮10g	生黄芪30g	白茯苓30g
陈皮9g	地骨皮15g	桑白皮30g	龙葵30g
浙贝母9g	炒枳实9g	仙鹤草30g	大枣15g

14剂

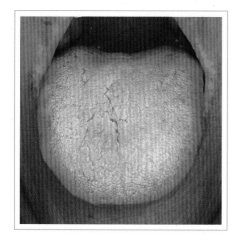

图3-166 三诊舌象

三诊时间：

2017年1月5日（图3-166）。

三诊症状：患者服药后咳嗽好转，痰量减少，痰质仍较稠厚，胸闷气短，稍有咳嗽，胃纳可，大便欠畅，小便尚可，夜寐尚安。脉弦细。

舌象特征：舌色红润，苔黄厚腻，较前明显好转。

治则治法：清利湿热，止咳化痰。

方药：

生黄芪30g	防己9g	花椒9g	葶苈子27g
冬瓜皮60g	猪苓30g	茯苓30g	泽兰18g
猫人参30g	龙葵30g	益母草30g	生白术30g
枳实9g	泽泻9g	桑白皮30g	陈皮9g

14剂

（4）肺癌；肺肾阴虚证

王某，女，60岁。

初诊时间：2016年11月17日（图3-167）。

主诉：肺癌术后20个月，伴乏力、胸背部疼痛1月。

现病史：患者20月前，外院诊断为肺恶性肿瘤，原发性、周围型、左上肺腺癌，左肺上叶切除术后，r-T0N0M1a（右肺）Ⅳ期。1月前患者出现乏力、胸背部疼痛。刻下：患者乏力，胸背部疼痛，无咳嗽咳痰，无胸闷气促，视物模糊，胃纳尚可，小便调，大便日行，质软成形，夜寐安。脉弦细。

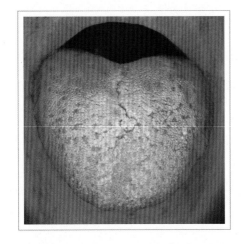

图3-167　首诊舌象

舌象特征：舌色红，裂纹，苔白厚腻干，根剥。

西医诊断：肺癌。

中医诊断：肺肾阴虚证。

治则治法：滋养肺肾。

方药：

山茱萸9g	熟地黄15g	生地黄15g	山药15g
泽泻9g	牡丹皮9g	茯苓15g	枸杞子15g
茯神15g	浙贝母9g	石见穿30g	石上柏30g
地龙30g	土茯苓30g	虎杖30g	鸡血藤15g
大腹皮15g	桑寄生12g	杜仲9g	

7剂

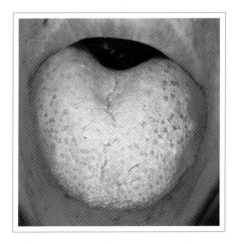

复诊时间：
2016年11月24日（图3-168）。
复诊症状：患者乏力改善，胸背部疼痛较前缓解，无明显咳嗽咳痰，无胸闷气促，胃纳可，小便调，大便日行，质软成形，夜寐安。脉细。

图3-168　二诊舌象

舌象特征：舌色淡红，苔中部偏黄腻，根剥明显好转。
治则治法：滋养肺肾。
方药：续前方加减，2周。

（5）肺癌；肺阴亏耗证

周某，女，62岁。
初诊时间：2016年12月1日（图3-169）。

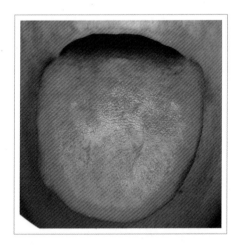

主诉：左肺癌术后4年，伴乏力1周。
现病史：患者4年前诊断为肺恶性肿瘤中分化腺癌 r-TxN3M1b（骨、肝）Ⅳ期，外院行手术治疗。刻下：患者乏力，咳嗽少痰，痰色白，质黏，不易咳出，无痰中带血，偶有头晕，无头痛头胀，胃纳可，小便调，大便干结，2～3日一行，夜寐差，服安眠药。脉细弱。

图3-169　首诊舌象

舌象特征：舌瘀紫，瘀斑，苔少。
西医诊断：肺癌。
中医诊断：肺阴亏耗、气滞血瘀证。
治则治法：补益肺阴，润肺止咳。

方药：

生地黄 30g	天冬 15g	麦冬 15g	芦根 30g
桔梗 6g	杏仁 9g	鱼腥草 30g	地龙 30g
枳实 30g	枳壳 30g	瓜蒌 30g	浙贝母 9g
厚朴 15g	莱菔子 30g	川贝粉 3g	当归 9g
紫菀 15g	紫石英 30g	赤芍 30g	炒白芍 30g
仙茅 9g			

7 剂

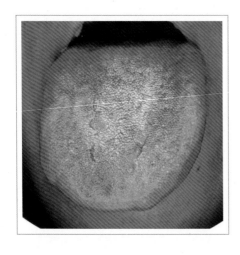

复诊时间：
2016 年 12 月 10 日（图 3-170）。
复诊症状：刻下患者自诉乏力，仍时有咳嗽，痰白质黏，不易咳出，偶感头晕，无头痛头胀，胃纳可，小便调，大便仍干结，2～3 日一行，夜寐服安眠药。脉细弱。

图 3-170　二诊舌象

舌象特征：舌瘀紫，瘀斑，舌质较首诊无明显改变，舌苔有新生之象。
治则治法：补益肺阴，润肺止咳。
方药：

生地黄 30g	天冬 15g	麦冬 30g	芦根 30g
桔梗 6g	杏仁 9g	鱼腥草 30g	地龙 30g
枳实 30g	枳壳 30g	瓜蒌 30g	浙贝母 9g
川贝母粉 3g	当归 9g	厚朴 15g	莱菔子 30g
紫菀 15g	紫石英 30g	赤芍 30g	炒白芍 30g
仙茅 9g			

7 剂

（6）肺癌；肺阴亏虚证

周某，女，69岁。

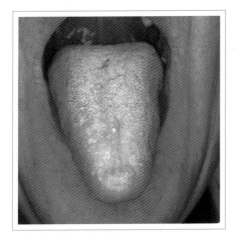

初诊时间：

2016年11月15日（图3-171）。

主诉：肺癌术后1年半，乏力1月。

现病史：患者1年半前诊断为右肺下叶肺腺癌，行手术治疗，有高血压，甲状腺肿腺瘤病史。刻下：患者乏力，无明显咳嗽咳痰，无咯血，无发热，胃纳可，二便调，夜寐尚安。脉细数。

图3-171　首诊舌象

舌象特征：舌紫暗，舌尖红，舌体瘦小，苔白根腻。

西医诊断：肺癌。

中医诊断：肺阴亏虚证。

治则治法：养阴润肺。

方药：养阴清肺汤加减，2周。

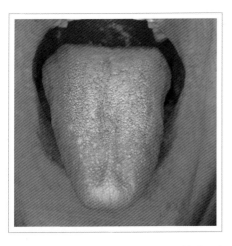

复诊时间：

2017年2月4日（图3-172）。

复诊症状：干咳、咽喉不适较前稍好转，疲乏，纳可，二便调，夜寐安。脉细数。

图3-172　二诊舌象

舌象特征：舌色已转红润，苔白腻，根腻好转。

治则治法：养阴润肺。

方药：上方加减，2周。

（7）肾癌；湿热内蕴证

周某，女，63岁。

初诊时间：2016年11月8日（图3-173）。

主诉：肾癌术后半年，伴腰背部疼痛半月。

现病史：患者半年前诊断为右肾恶性肿瘤T1aNxM1（骨）Ⅳ期，外院行手术治疗。半月前，患者出现腰背部疼痛。刻下：患者发热，腰背痛，盗汗，乏力，纳一般，稍有反酸，小腹拘急，夜尿3～4次，夜寐一般。脉弦滑。

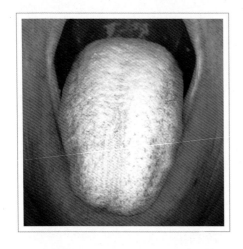

图3-173　首诊舌象

舌象特征：舌红偏瘦，苔黄厚腻燥。

西医诊断：肾癌。

中医诊断：下焦湿热证。

治则治法：清化湿浊，清利湿热。

方药：藿朴夏苓汤加减。

藿香9g	姜半夏9g	茯苓30g	猪苓15g
茵陈30g	石菖蒲9g	炒山楂15g	神曲15g
炒山栀9g	泽泻9g	枳壳15g	枳实15g
生米仁30g	砂仁6g	蔻仁6g	大腹皮9g
郁金9g	土茯苓30g	虎杖30g	川楝子9g
鸡内金15g			

7剂

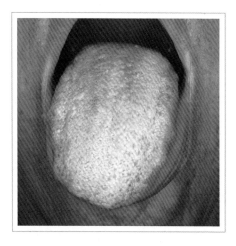

复诊时间：

2016年11月19日（图3-174）。

复诊症状：体温平，腰背痛反复，盗汗减轻，乏力好转，纳一般，小腹拘急明显改善，二便调，夜寐一般。脉弦滑。

图3-174　二诊舌象

舌象特征：舌红，苔黄厚燥，较之前加重。

治则治法：清化湿浊，清利湿热。

方药：因之前方药无缓解且加重，故改用二陈汤合三仁汤加减，2周。

（8）结肠癌；湿热内蕴证

高某，女，57岁。

初诊时间：2016年10月26日（图3-175）。

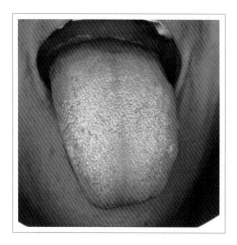

主诉：结肠癌术后11个月，伴胃脘不适1个月。

现病史：患者11个月前外院诊断为结肠腺癌 p-T3N0M0 ⅡA期，行手术治疗。1个月前患者出现胃脘不适，腹胀，伴嗳气，无反酸，口苦，时有头晕，胃纳欠佳，二便调，夜寐尚可。脉弦细。

图3-175　首诊舌象

舌象特征：舌紫暗，苔色淡黄，苔质燥腻，舌中微厚。

西医诊断：结肠癌。

中医诊断：湿热内蕴证。

治则治法：清利湿热，和胃润燥。

方药：

旋覆花18g	姜半夏9g	茯苓30g	干姜3g
枳壳18g	枳实18g	厚朴9g	薏苡仁30g
鸡血藤15g	野葡萄藤30g	藤梨根30g	蛤蚧9g
砂仁6g	姜竹茹9g	党参9g	鸡内金15g
神曲15g			

7剂

复诊时间：2016年11月10日（图3-176）。

复诊症状：患者腹胀好转，胃纳一般，大便欠畅，夜寐欠佳，入睡难。脉细。

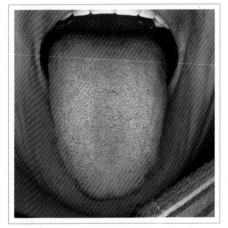

图3-176　二诊舌象

舌象特征：舌色转红，苔色黄燥，偏厚。

治则治法：清利湿热。

方药：

旋覆花18g	姜半夏9g	茯苓30g	干姜3g
枳壳18g	枳实18g	厚朴9g	薏苡仁30g
鸡血藤15g	野葡萄藤30g	藤梨根30g	蛤蚧9g
砂仁6g	姜竹茹9g	党参9g	鸡内金15g
神曲15g	合欢皮15g	首乌藤30g	淮小麦30g

7剂

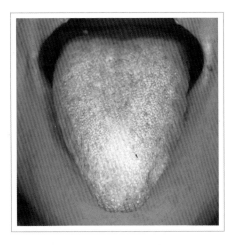

三诊时间：
2016年11月17日（图3-177）。
三诊症状：刻下患者胃脘不适较前好转，口苦嗳气减轻，夜寐较前好转。

图3-177 三诊舌象

舌象特征：舌色尖红根紫暗，黄苔较前消退，苔燥减轻，根部淡黄薄腻。
治则治法：清利湿热。
方药：续守原方，2周。

6. 呼吸系统疾病证候与舌象

慢性支气管炎；寒痰宿肺证

苏某，女，55岁。
初诊时间：2017年04月30日（图3-178）。
主诉：咳嗽反复发作1个月余。

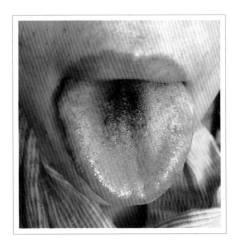

现病史：支气管炎病史，过敏体质。每因外感、受寒等因素发病，咳喘迁延。1月前感受风寒后，反复咳嗽伴咳痰，持续抗生素治疗，效果不佳。现仍咳，咳甚则呛咳不止，夜间亦作。痰色白、质黏稠，难以咳出，鼻塞流清涕。微汗，胸闷，气短。胃纳一般，大便尚可。脉细。

图3-178 首诊舌象

舌象特征：舌色紫暗，舌质胖大齿痕，苔色黑，苔质厚腻。
西医诊断：慢性支气管炎。

中医诊断：咳嗽；寒痰宿肺、痰湿内蕴证。

治则治法：温化痰饮，宣肺止咳。

方药：

炙麻黄 15g	紫菀 15g	款冬花 18g	生龙骨 30g
生牡蛎 30g	桔梗 15g	炙黄芪 15g	木蝴蝶 6g
附子 12g	白术 12g	苏子 30g	麦冬 18g
细辛 6g	白芍 12g	桂枝 15g	甘草 15g

7剂

二诊时间：2017年5月7日（图3-179）。

复诊症状：服上方后咳渐缓，咳痰渐出，痰浓色黄易咳出，黑苔已化。偶有鼻流清涕。脉沉。

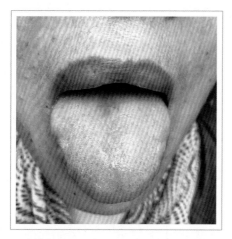

图3-179　二诊舌象

舌象特征：舌色淡紫，舌质胖大齿痕，黑苔大部分已化，根部厚腻。

治则治法：温化痰饮，宣肺止咳。

方药：

炙麻黄 15g	木蝴蝶 9g	款冬花 15g	生牡蛎 30g
生龙骨 30g	桂枝 12g	炙黄芪 15g	党参 15g
附子 12g	白术 12g	五味子 15g	紫苏子 20g
高良姜 9g	生甘草 15g	细辛 6g	射干 12g

7剂

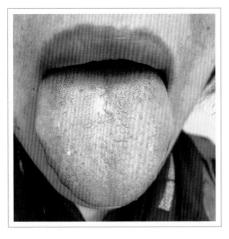

三诊时间：

2017年5月14日（图3-180）。

复诊症状：服药后咳已渐少，咳白浓痰，痰量亦减少。偶有咽喉梗塞，白昼偶有干咳，时觉气短，心悸。脉沉细。

图3-180　三诊舌象

舌象特征： 舌色转红润，舌质有轻微齿痕，舌苔明显好转成薄白。

治则治法： 健脾化痰，理气宽胸。

方药：

白术 9g	党参 15g	茯苓 15g	苍术 9g
厚朴 9g	款冬花 18g	浙贝母 9g	炙黄芪 18g
紫苏子 12g	白芥子 12g	莱菔子 12g	麦冬 18g
薄荷（后下）6g	制半夏 12g	干姜 9g	瓜蒌皮 15g

7剂

7. 其他杂病证候与舌象

（1）头痛；痰火内郁证

乔某，女，56岁。

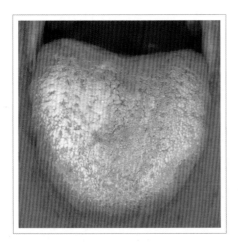

初诊时间：

2016年4月21日（图3-181）。

主诉：头痛1周。

现病史：近1周头痛，口疮，伴有心烦，夜寐多梦，纳呆。情绪紧张则易心悸、乏力。二便尚可。平素喜饮酒，日饮1斤黄酒。脉弦数。

图3-181　首诊舌象

舌象特征：舌色尖边红，舌质有齿痕，苔色白，苔质右侧厚腻。

中医诊断：头痛；心肝火旺、痰湿内蕴证。

治则治法：清心泻火，清化痰湿。

方药：导赤散合黄连泻心汤、二陈汤加减，1周。

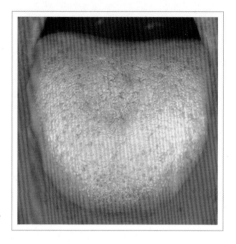

复诊时间：

2016年4月28日（图3-182）。

复诊症状：头痛症状缓解，口疮渐愈，胃纳可，二便调，夜寐安。脉细缓。

图3-182　二诊舌象

舌象特征：舌色淡红，舌质仍有齿痕，舌苔已化，薄白而润。

治则治法：滋阴清热，行气化湿。

方药：续用前方加减。

（2）燥痹；热盛血郁证

杨某，女，22岁。

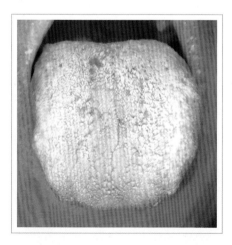

初诊时间：

2016年12月22日（图3-183）。

主诉：双眼睑沉重感10余年，伴反复性口干，两目干涩。

现病史：近10余年来双睑沉重感，甚则不欲睁眼，伴口干，两目干涩，纳差。夜尿2～3次，大便日行，寐尚可。脉细涩。

图3-183　首诊舌象

舌象特征：舌色淡白枯暗，舌质有裂纹，苔色黄，苔质根部燥腻。

中医诊断：燥痹；热盛津亏，气血郁滞证。

治则治法：清热养阴，益气生津。

方药：

南沙参 15g	北沙参 15g	麦冬 18g	生地黄 45g
生大黄 (后下) 9g	淡竹叶 15g	白术 12g	当归 15g
制半夏 12g	厚朴 12g	玄参 18g	柴胡 12g
白芍 15g	桂枝 9g	高良姜 6g	川芎 30g
丹参 30g	甘草 15g		

7 剂

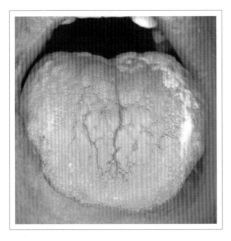

图3-184　二诊舌象

二诊时间：

2016年12月29日（图3-184）。

复诊症状：服药2周症状明显改善，口干、目干、双睑沉重均渐缓。余症见：便溏，日行3～5次，偶有心悸，烦闷。纳可，寐安。脉细涩。

舌象特征：服药后黄燥腻苔已化去大部分，仅余舌根侧部少量黄腻苔，舌红有齿痕裂纹，裸露处舌苔剥少。

治则治法：清热生津，理气活血。

方药：沿用上方，1周。

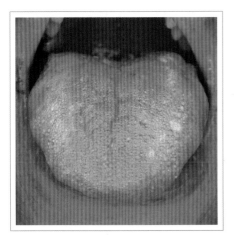

图3-185　三诊舌象

三诊时间：

2017年1月5日（图3-185）。

复诊症状：口干好转，余症见：乏力，便溏，日行2～3次，纳可，寐安。脉沉涩。

舌象特征：黄腻苔已化尽，舌色已转红润，舌上裂纹减轻，舌面新生薄苔均
匀，舌尖偏红。

治则治法：健脾益气，清热养阴。

方药：

党参 15g	麦冬 18g	生地黄 45g	白术 12g
茯苓 15g	玄参 18g	柴胡 12g	白芍 15g
制半夏 9g	黄芩炭 6g	川芎 30g	甘草 15g

7剂

（3）失眠；肝肾阴虚证

金某，女，50岁。

初诊时间：2016年6月2日（图3-186）。

主诉：夜寐不安3年余。

现病史：近3年失眠反复，寐浅易醒，每晚睡3～4小时。现症见：精神欠
佳，心烦，神疲乏力，面淡少华，咽干，两目干涩。月经量少，经期紊乱，
腰酸。纳尚可，二便调。脉沉细数。

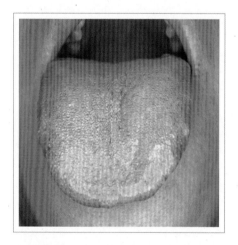

图3-186 首诊舌象

舌象特征：舌质偏红，舌苔薄，根部淡黄微腻。

中医诊断：不寐；肝肾阴虚证。

治则治法：养阴清热安神，滋养肝肾。

方药：酸枣仁汤合二至丸加减，2周。

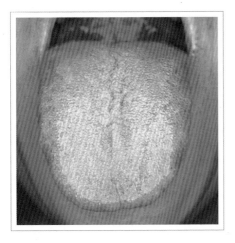

复诊时间：

2016年6月16日（图3-187）。

复诊症状：服药后，睡眠明显改善，每晚已可睡6～7个小时。纳可，二便调。脉沉细。

图3-187 二诊舌象

舌象特征： 黄苔已化，舌淡红，苔薄白。

治则治法： 养阴清热安神，滋养肝肾。

方药： 前方加减，2周。

（4）失眠；肝气郁结证

姚某，女，57岁。

初诊时间：2012年5月10日（图3-188）。

主诉：失眠、多梦，反复发作3年。

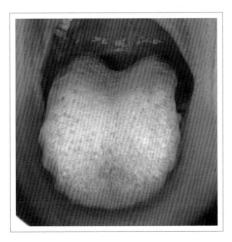

现病史：患者自诉失眠多年，近3年加重。平日心事较重，压力较大，夜间难以入睡，睡后多梦易醒，醒后常不能再寐。每日睡眠时间约3～5小时，平时服用盐酸氟西汀分散片（百忧解）抗抑郁治疗，帮助睡眠。近日因家庭琐事失眠加重，伴头晕，胸闷乏力，气少懒言，善叹息，纳差。二便尚调。脉细。

图3-188 首诊舌象

舌象特征： 舌色淡白偏紫，舌边齿痕重，舌苔淡黄腻。

西医诊断： 神经衰弱。

中医诊断： 不寐；肝气郁结。

治则治法：疏肝理气，解郁安眠。

方药：

生黄芪 15g	生白术 12g	葛根 30g	川芎 10g
柴胡 12g	薄荷（后下）6g	高良姜 6g	厚朴 6g
茯苓 15g	香附 9g	八月札 9g	当归 10g
炙甘草 6g	茯神 12g	佛手 15g	合欢皮 30g
首乌藤 30g	郁金 12g		

14 剂

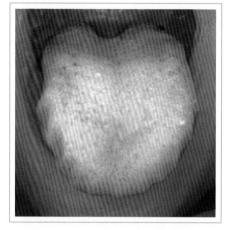

复诊时间：

2012 年 6 月 21 日（图 3-189）。

复诊症状：患者自诉疲劳乏力明显缓解，停服西药后，夜寐可睡 5～6 小时。寐偶醒，纳可，二便调。脉细数。

图 3-189　二诊舌象

舌象特征：舌色向淡红舌发展，齿痕仍在，黄腻苔渐化，苔根白微腻。

治则治法：疏肝健脾，解郁安眠。

方药：续用前方加减，2 周。

（5）口疮；阴虚火旺证

朱某，女，62 岁。

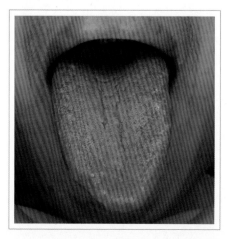

初诊时间：

2016 年 4 月 28 日（图 3-190）。

主诉：口腔溃疡，反复发作 1 年。

现病史：近 1 年口腔溃疡反复发作，舌、口腔黏膜为好发部位。鼻腔内疮疡时发，口气重浊，口干夜甚，胃脘灼热。入睡难，多梦。纳尚佳，二便如常。脉细数。

图 3-190　首诊舌象

舌象特征：舌色暗红，舌质有裂纹，舌苔薄白燥，微腻。

西医诊断：口腔溃疡。

中医诊断：口疮；心脾郁热、阴虚火旺证。

治则治法：滋阴泻火，解郁安神。

方药：

南沙参 30g	北沙参 30g	生地黄 30g	生黄芪 15g
黄连 9g	当归 10g	皂角刺 9g	地骨皮 15g
黄芩 12g	首乌藤 30g	蜈蚣 2 条	淡竹叶 12g
甘草 9g			

7 剂

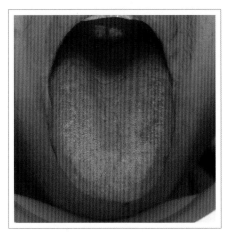

复诊时间：

2016 年 5 月 5 日（图 3-191）。

复诊症状：服药 1 周后病情好转，口干口苦偶作，口腔溃疡已愈。夜寐欠佳，纳可，大便调，小便微黄。脉沉细。

图 3-191　二诊舌象

舌象特征：舌色仍红，舌质裂纹较前明显减轻，苔已化为薄白。

治则治法：养阴清热，解郁安神。

方药：

南沙参 30g	北沙参 30g	生地黄 30g	熟地黄 30g
生黄芪 20g	黄连 9g	当归 10g	皂角刺 9g
地骨皮 15g	黄芩 12g	首乌藤 30g	蜈蚣 2 条
甘草 9g	茵陈 15g	郁金 18g	白芍 15g

14 剂

（6）蛇串疮；痰热壅盛证

姜某，女，69岁。

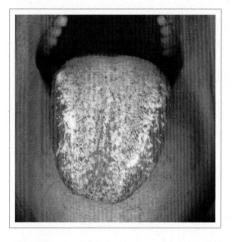

初诊时间：

2017年4月13日（图3-192）。

主诉：胁肋部发疱疹2周。

现病史：带状疱疹近2周，疱疹色红，少量溃破，结痂，刺痛剧烈。口干口苦，口中黏腻，口气重浊，纳少，小便短黄。大便可，寐一般。脉弦细。

图3-192　首诊舌象

舌象特征： 舌色绛，苔色黄，苔质厚燥而垢腻。

西医诊断： 带状疱疹。

中医诊断： 蛇串疮；痰热壅盛证。

治则治法： 清热化痰，活血理气。

方药：

黄芩12g	蒲公英10g	皂角刺9g	金银花15g
生地黄18g	川芎15g	黄连6g	厚朴6g
蜈蚣1条	生黄芪10g	连翘6g	黄柏9g
大黄炭9g	甘草12g		

7剂

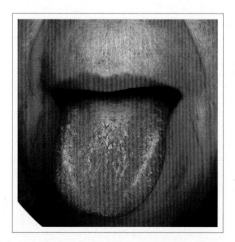

复诊时间：

2017年4月20日（图3-193）。

复诊症状：皮肤疼痛敏感，红色疱疹呈片状，疱疹皮损外周扩散，口干，大便调，寐尚可。脉迟弦。

图3-193　二诊舌象

舌象特征：舌色绛，苔色黄，垢腻苔大部分已化，仅根部厚腻。

治则治法：清热化痰，活血理气。

方药：

黄芩 15g	蒲公英 10g	金银花 15g	生地黄 20g
甘草 15g	大青叶 10g	厚朴 6g	蜈蚣 1 条
柴胡 12g	连翘 6g	黄连 6g	大黄炭 6g
板蓝根 12g	皂角刺 12g	川芎 15g	甘草 3g

14 剂

（7）蛇串疮；肝胆湿热证

桂某，男，48 岁。

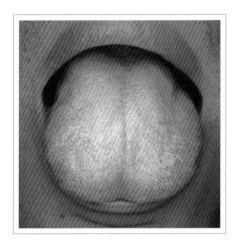

初诊时间：

2012 年 6 月 28 日（图 3-194）。

主诉：上腹痛 1 周。

现病史：患者上腹痛 7 日，皮肤痒痛，夜卧明显，站位坐位均无疼痛，无嗳气，无胃胀，无胃脘不适，大便如常，皮肤如常，寐差，脉沉细。

图 3-194　首诊舌象

舌象特征：舌色暗红，舌苔黄，苔质厚腻。

西医诊断：带状疱疹。

中医诊断：蛇串疮；肝胆湿热证。

治则治法：患者虽皮肤无异常，但上腹疼痛呈腰带状，且为肤表疼痛，乃蛇串疮未发时，肝胆湿热之兆，舌脉皆随证，故治拟清热解毒，清泻肝胆。

方药：

川芎 15g	白芍 30g	蜈蚣 2 条	僵蚕 9g
三七粉 4g	甘草 9g	大青叶 30g	板蓝根 18g
生地黄 30g	苦楝皮 27g	地肤子 18g	知母 12g
苦参 18g	香附 9g	苍术 9g	黄芩 9g

7 剂

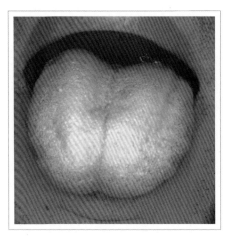

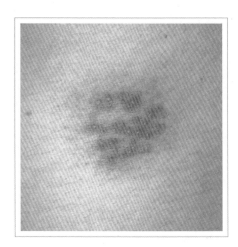

图3-195　二诊舌象　　　　　　　　　图3-196　二诊疱疹图

复诊时间：2012年7月5日（图3-195、图3-196）。

复诊症状：疱疹于左胁下发作，红热疼痛，但疼痛较前好转，纳可，大便正常，寐欠安多梦，脉弦。

舌象特征：舌色淡红，舌体齿痕，舌苔转薄，苔黄褪去明显，舌根苔质微腻。

治则治法：续用清热利湿，清热解毒之法。

方药：续用前方，7剂。

（8）虚劳；肾阳虚证

何某，女，45岁。

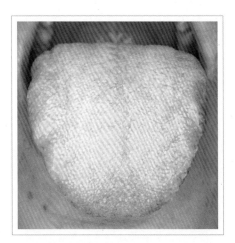

初诊时间：

2016年5月12日（图3-197）。

主诉：畏寒肢冷6年。

现病史：患者自6年前流产之后，出现畏寒甚，腰酸，项背冷痛，四肢酸冷，四季畏风。现症见：畏寒甚，自觉冷风自头部、项背入骨。兼全身乏力，

图3-197　首诊舌象

脱发，面色㿠白，四肢倦怠肿胀，体重增加，入夜虚烦，偶有盗汗。胃纳一般，尿频，大便黏腻。脉沉细无力。

舌象特征：舌色淡白，舌质嫩边有齿痕，苔色白，苔质根白腻。

中医诊断：虚劳；肾阳亏虚、阴阳失和证。

治则治法：益肾温阳，填精补虚。

方药：桂附地黄丸合龟鹿二仙汤加减，7剂。

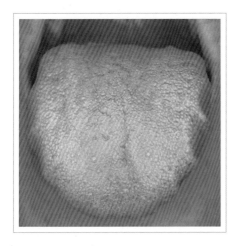

图3-198　二诊舌象

复诊时间：

2016年5月19日（图3-198）。

复诊症状：自觉畏寒、盗汗、腰酸等症明显缓解，仍时见肢冷，自汗，大便黏腻，隔日一行，尿频，夜尿仍多。脉沉细。

舌象特征：舌色渐转淡红，舌苔薄白，舌根白苔已化。

治则治法：温补肾阳，益气固表。

方药：桂附地黄丸、龟鹿二仙汤合玉屏风散加减，2周。

（9）汗证；气阴两虚证

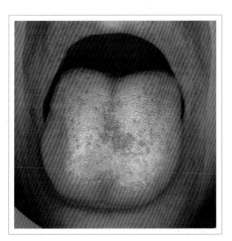

图3-199　首诊舌象

蔡某，女，74岁。

初诊时间：2016年11月3日（图3-199）。

主诉：烦热汗出4个月。

现病史：甲状腺癌术后4个月。现症见疲劳乏力，身热，动辄汗出，心前区隐痛时作，舌麻木，纳可，大小便调，寐安。脉数。

舌象特征：舌色淡白，舌质有裂纹，苔色白，苔质中部厚。

西医诊断：甲状腺癌术后。

中医诊断：汗证，胸痹；气阴亏虚、心血瘀阻证。

治则治法：滋阴清热，活血化瘀。

方药：

生黄芪 20g	白术 9g	川芎 15g	生地黄 15g
熟地黄 30g	鳖甲 12g	龟甲 12g	茯神 12g
赤芍 15g	白芍 15g	皂角刺 12g	夏枯草 15g
地骨皮 12g	当归 10g	丹参 15g	仙鹤草 15g
甘草 9g			

14 剂

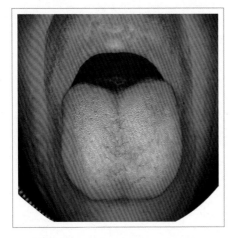

二诊时间：
2017年2月3日（图3-200）。

复诊症状：汗出较前好转，时有微热，口苦，食后尤甚，大便成形，日行 2 ～ 3 次，夜寐可。脉细涩。

图3-200　二诊舌象

舌象特征：舌色淡红，舌质有裂纹，苔薄白。

治则治法：滋阴清热，疏肝健脾。

方药：

生黄芪 10g	赤芍 12g	甘草 9g	紫贝齿 30g
太子参 15g	白术 20g	茯苓 15g	川楝子 18g
生地黄 15g	熟地黄 15g	黄连 6g	地骨皮 10g
石斛 15g	麦冬 18g	当归 10g	

14 剂

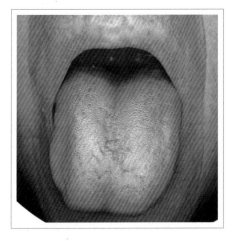

三诊时间：
2017年3月9日（图3-201）。
复诊症状：症情明显好转，口苦消除，偶有烦热汗出，心胸闷痛不适，大便调。脉弦滑。

图3-201　三诊舌象

舌象特征：舌色淡红，舌质有裂纹，舌苔薄白。
理法方药：续守前方，2周。

（10）遗精；心肾不交证

陆某，男，26岁。
首诊时间：2012年3月28日（图3-202）。

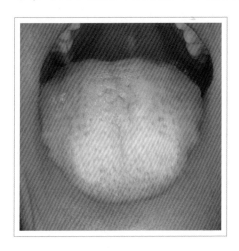

主诉：滑精3年余，加重半年。
现病史：患者滑精3年余，几乎每晚无梦而遗。近半年来因压力过大，病情加剧，甚至午睡时自遗。尿频夜甚，平素易疲劳，久站则腰痛，多食则胃胀，嗳气，大便干，每日一行，有肛裂病史，便后少量鲜血，面色不华，纳食可，夜寐一般。脉细弦。

图3-202　首诊舌象

舌象特征：舌色淡红，质胖嫩，有齿痕，舌面有点刺，苔薄白润，根部稍厚腻。
西医诊断：遗精。
中医诊断：遗精；心肾不交证。
治则治法：交通心肾，温阳固精。

方药：

生黄芪 45g	生白术 9g	山药 30g	乌药 12g
杜仲 18g	益智仁 18g	沙苑子 18g	芡实 18g
莲子 18g	百合 18g	生龙骨 30g	生牡蛎 30g
熟地黄 30g	车前子 30g	女贞子 18g	五味子 9g
龟甲 9g	麦冬 18g	鳖甲 9g	酸枣仁 9g

14 剂

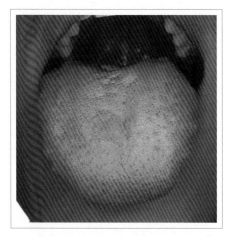

图3-203　二诊舌象

复诊时间：
2012年5月10日（图3-203）。
复诊症状：遗精已除，腿酸，晨起腰部酸胀明显，小便已常。脉细。

舌象特征：舌色较前红润，齿痕减轻，苔薄白根淡黄略腻，较前好转。
治法治则：温阳补肾固精。
方药：续用前方加减，2周。

（11）热淋；湿热下注证

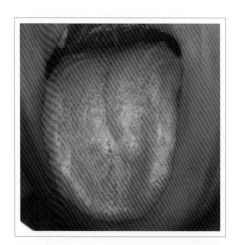

图3-204　首诊舌象

杨某，女，50岁。
初诊时间：
2017年7月18日（图3-204）。
主诉：尿频、尿急，反复1月余。
现病史：患者1个半月前因劳累后出现尿频、尿急、尿痛，伴发热，最高体温39℃。外院以"急性肾盂肾炎"收治入院，住院治疗16天后症状好转。据述，既往尿路感染频发，近4年均有发作。现症见：尿频急仍有，无发热，无尿痛，鼻咽部不适，口中黏腻，大便干，日行，纳可，寐常。脉细数。

舌象特征：舌色红，舌苔薄淡黄，舌根部黄腻，舌上黏涎。

西医诊断：慢性肾盂肾炎。

中医诊断：热淋；湿热下注。

治则治法：清热利湿，利尿通淋。

方药：

生黄芪30g	防风10g	白术10g	土茯苓30g
牡丹皮10g	巴戟天10g	黄柏10g	知母10g
泽泻10g	丹参15g	茯苓15g	鹿衔草15g
甘草6g	车前草15g	白茅根15g	

7剂

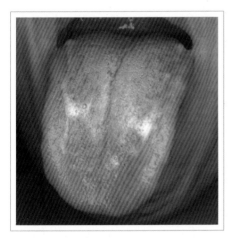

图3-205　二诊舌象

复诊时间：

2017年10月10日（图3-205）。

复诊症状：经此前治疗病情已控制，尿频尿急缓解。9月20日尿感复发，小便频急黄赤，无发热。9月20日尿常规示：白细胞+++，隐血++++，纳可，口中黏腻，寐常，大便通畅，脉细弦。

舌象特征：舌色舌苔渐常，舌色淡红色，舌苔薄白，舌上黏液较多。

治则治法：续用清热利湿之法。

方药：

生地黄15g	玄参10g	淡竹叶10g	知母10g
牡丹皮10g	凤尾草15g	墨旱莲30g	菟丝子15g
牡蛎30g	土茯苓30g	地锦草15g	黄柏15g
车前子15g	泽泻10g	甘草3g	

7剂

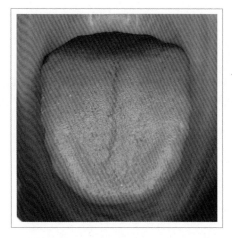

复诊时间：

2017年11月7日（图3-206）。

复诊症状：小便正常，服药后尿频尿急已除，尿常规已转为正常，口中黏腻感消失。午后脊背酸楚，纳可，便调，寐安。脉细。

图3-206　三诊舌象

舌象特征：舌色淡红色，舌体有轻微齿痕，舌苔薄白润。

治则治法：续用清热利湿之法，且增益气补肾之品，以增强体质，防止复发。

方药：

生黄芪30g	防风10g	白术10g	山药10g
巴戟天10g	茯苓10g	首乌藤15g	薏苡仁15g
玄参10g	黄柏15g	知母10g	牡蛎30g
泽泻10g	土茯苓15g	凤尾草30g	甘草6g

14剂

（12）舌麻；瘀血阻络证

张某，女，61岁。

初诊时间：2012年7月5日（图3-207、图3-208）。

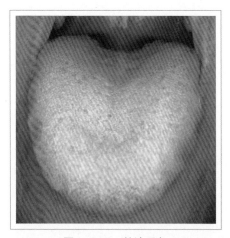

图3-207　首诊舌象

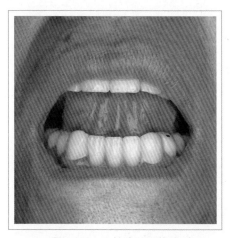

图3-208　首诊舌下络脉

主诉：舌麻反复发作3年。

现病史：患者舌麻反复发作，下午尤甚。平时寐差，久服安眠药。现症见：舌麻明显，味觉正常，耳鸣时作，听力减退，无头晕、头痛，无心悸气短，纳一般，大便可。脉细。

舌象特征：舌色淡白偏紫，舌苔薄白，舌下络脉瘀阻扩张。

西医诊断：舌觉异常。

中医诊断：舌麻；瘀血阻络。

治则治法：养血活血，通络息风。

方药：

川芎10g	生地黄15g	赤芍18g	当归10g	蜈蚣2条
僵蚕9g	三棱12g	莪术12g	知母12g	苦楝皮18g
茯神12g	黄连6g	黄芩9g	天麻18g	丹参30g
泽泻10g	桂枝18g	甘草9g	大黄炭6g	生牡蛎30g

7剂

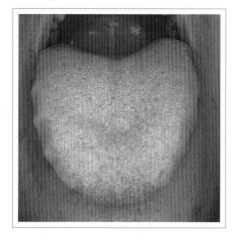

复诊时间：
2012年11月1日（图3-209）。

复诊症状：服药后舌麻较前好转，近一周服药不规律渐感复发，麻木仍作。纳一般，大便可，寐欠佳，脉细涩。

图3-209 二诊舌象

舌象特征：舌色转淡红，舌苔薄白，舌下络脉瘀张仍有。

治则治法：续用养血活血，通络息风。

方药：续用前方加减。

川芎10g	赤芍18g	当归10g	僵蚕9g	天麻12g
丹参30g	甘草9g	鳖甲18g	茯苓10g	蜈蚣2条
黄连6g	川牛膝18g	全蝎3g	穿心莲6g	三棱12g
生黄芪15g	生牡蛎30g			

14剂

第四章　体质与舌象

　　舌象是人体健康状态的综合反映，在非疾病发作状态下，舌象反映出的状态往往就是体质的特征。健康状态和体质密切相关。不同个体在形态结构、生理功能和心理特征上都会存在一定的差异，这些差异就是"体质"。中医学非常重视体质因素在健康维护中的作用，通过体质辨识，进一步采取针对性的措施，能够使养生保健、防病治病以及疾病康复取得更好的效果。

第一节　体质及其分类

一、体质的概念

　　体质的"体"，指身体、形体、个体；"质"，指素质、质量、性质。简而言之，体质就是个体的身心特征，这种特征可以表现为人的各个方面，如个体的身高、体重、外貌、性格、身体状况、易发疾病等，我们可以通过个体之间的差异来了解体质。

　　在中医学中，体质是指人类生命过程中，在先天禀赋和后天获得的基础上所形成的形态结构、生理功能和心理状态方面综合的、相对稳定的固有特质，是人类在生长发育过程中所形成的与自然、社会环境相适应的人体个性特征。生理上表现为形态结构、生理功能和心理特征以及对外界刺激的反应等方面的个体差异性；病理上表现为个体对某些疾病的易感性，以及疾病传变转归中的某种倾向性。每个人都有自己的体质特点，并且或隐或显地体现于健康和疾病过程之中。

　　由于人与人之间既存在差异，也有相似之处，为了分析不同体质之人的基本特征，进而对养生保健、疾病的预防、诊治和康复等提供帮助，人们按照一定的方法，对体质进行了分类。

中医学对体质的分类最早始于中医学经典著作《黄帝内经》。其后，许多著名医家结合各自的临床实践，对临床常见体质病理状态及其表现进行了分类。近些年，中医体质研究有了较大进展。现代医家在古代体质分类的基础上，运用许多先进的研究方法，对体质类型进行了划分，并对体质与疾病之间的关系进行了深入的探讨。

二、体质的分类方法

由于出发点和依据不同，人们对体质的分类方法也不尽相同。为了研究和临床运用更加方便，2009年中华中医药学会正式颁布了《中医体质分类与判定标准》，成为我国第一部指导和规范中医体质研究及应用的文件。这一标准的颁布，提供了体质辨识的方法、工具与评估体系。

按照《中医体质分类与判定标准》，中国人常见的体质类型可以分为平和质、气虚质、阳虚质、阴虚质、痰湿质、湿热质、瘀血质、气郁质和特禀质9种类型。

第二节　九种典型体质的舌象及其干预

舌象与体质、健康状态、疾病的关系都很密切。在健康状态稳定、非疾病状态下，舌象一定程度上会反映出人的体质特点。正常人的舌象通常是"淡红舌、薄白苔"，其舌体柔软，运动灵活自如，颜色淡红而红活鲜明；其胖瘦、老嫩、大小适中，无异常形态；舌苔色白，颗粒均匀，薄薄地铺于舌面，揩之不去，其下有根，干湿适中，不黏不腻等。

如果舌体胖大，舌质淡嫩（图4-1），或舌边有齿痕（图4-2），说明体质属虚性，多见于气虚或阳虚体质；如果舌体胖大，舌质偏红，甚至深红、绛（图4-3），多属热性体质；如果舌色淡，舌质痿软（图4-4），属气血不足；舌体瘦薄，色红，少苔，往往见于阴虚体质（图4-5）；舌色偏紫或紫暗，或有瘀斑瘀点（图4-6），则多属瘀血体质。

正常舌苔薄白而润，是脾胃之气充足的表现，如果舌苔厚，颜色偏白而腻（图4-7），多属痰湿体质，苔色黄而腻者（图4-8）多为湿热体质。

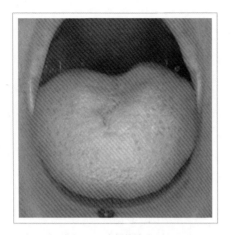

图4-1 淡嫩胖大舌

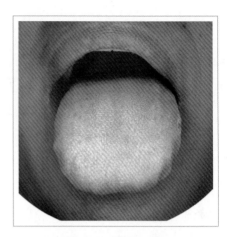

图4-2 淡嫩齿痕舌

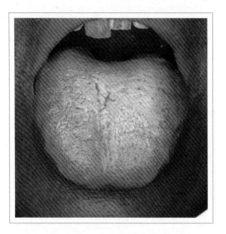

图4-3 红绛舌

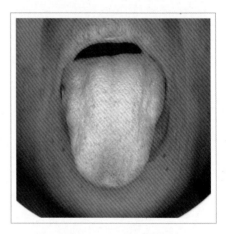

图4-4 淡白痿软舌

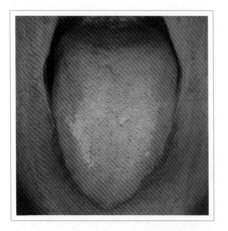

图4-5 瘦红舌薄苔

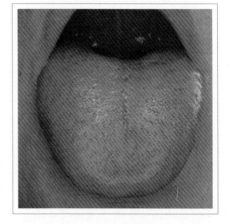

图4-6 青紫舌

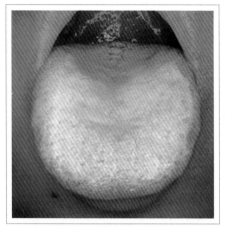

图4-7 白厚腻苔

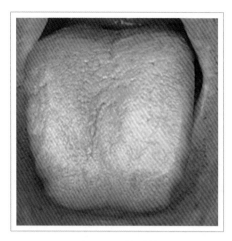

图4-8 黄腻苔

作为中医判断体质状态和诊治疾病的手段之一，舌象在不同体质类别的判别上，起着非常重要的作用。日常体质判断和健康维护过程中，可以充分利用舌象特点，对体质加以辨识，进而指导各类体质的管理和干预。根据常见体质类型的基本特征及舌象特点，针对常见9种体质辨识和干预方法，舌象诊察具有良好的指导作用。

一、平和质

平和质的人先天禀赋良好，后天调养得当，以体态适中，面色红润，精力充沛，脏腑功能状态强健壮实为主要特征。

平和质是一种身体和谐、自稳能力强的体质。拥有这种体质的人，身体不一定强壮，但是脏腑、气血功能协调，七情适度，他们往往有比较规律的生活，情绪稳定，体重波动小，对社会和自然环境的适应能力较强，很少生病，生病之后对治疗的反应敏感，自我康复能力较强。

【形体特征】体形匀称健壮。

【常见表现】面色、肤色润泽，头发稠密有光泽，目光有神，鼻色明润，嗅觉通利，味觉正常，唇色红润，精力充沛，不易疲劳，耐受寒热，睡眠安和，胃纳良好，二便正常，舌色淡红，苔薄白，脉象平和有神。

【舌象特征】舌质淡红，舌苔薄白滋润（图4-9）。具体表现为：舌色淡红鲜明，舌质滋润，舌体大小适中，柔软灵活自如，老嫩胖瘦适中，无形态异常；舌苔颗粒均匀，色白而润，薄薄地铺于舌面，干湿适中，不黏不腻，

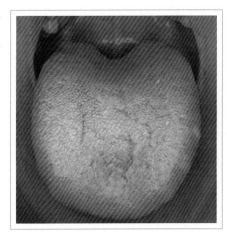

图4-9　淡红舌薄白苔

揩之不去。

【心理特征】性格随和开朗。

【发病倾向】平素患病较少，或一般患病恢复较快。

【环境适应能力】对自然环境和社会环境适应能力较强。

【主要干预方案】

平和体质的人具有阴阳平和，五脏功能均衡，气血畅达，情绪稳定，形神和谐的特点。保持和维护"阴平阳秘"的体质状态，是平和体质养生的重要原则。

平和质的人，身体状况良好，一般不需要刻意进补。随着年龄的增长，平和体质的人有可能向偏颇体质方向发展。因此，平和体质的人要注意保持良好的生活习惯，并注意避开各类致病因素。在中年以后，还可适当采取饮食调摄、适度运动、穴位按摩等保健措施，以增进健康，延缓衰老。

（1）生活调摄　平和体质者应按照一年四季时令气候，阴阳消长变化的规律和特点，可采取调摄精神、注意饮食起居、运动锻炼等多种方法以增强体质，延年益寿。应注意起居有规律，保持良好的生活习惯，制定符合自己生理需要的良好作息习惯，使气血和畅，阴阳调和，身体的生理功能保持稳定平衡的状态；还可以根据年龄、性别、个人爱好等，选择适宜的运动方式保持和增强现有的良好体质状态。掌握自觉主动、循序渐进、运动适度、持之以恒的运动养生原则；注意及时调节不良情绪，防止不良情绪长期困扰，造成身体机能紊乱而出现体质偏颇。

（2）饮食调养　平和体质者的食养原则为合理搭配，平衡膳食，饮食既要多样化以全面营养，又要定量定时以有所节制。多吃五谷杂粮、蔬菜、瓜果，不要常吃过冷过热和不洁净的食物，少食过于油腻及辛辣刺激等物，不吸烟、不酗酒，以防体质出现偏颇。同时注意四季食物的饮食养生，春季阳气初生，宜食辛甘发散之品，如香椿、芫荽、葱、荠菜、花生等，而不宜食酸收之味；夏季饮食宜多食酸味以固表，多食咸味易补心；秋季饮食要减辛味以平肺气，如葱、姜、蒜、辣椒少吃，增酸味以助肝气，多食滋阴润肺之品；冬季既不宜食生冷，也不宜用燥热，应选用滋阴潜阳、热量较高的食物为宜。

（3）中药干预 平和质者，应注意摄生保养，饮食有节，劳逸结合，生活规律，坚持锻炼。可根据人体生长规律，适当进补。一是小儿的生长发育时期，食谱当多样化，富有营养，促进其正常生长发育。二是更年期，为体质的转变时期，可根据阴阳偏颇酌服补益肾阴肾阳之剂，如八味肾气丸、六味地黄丸之类。三是老年期，人至年老，脏腑功能逐渐虚衰，应适当调补，促其新陈代谢，延缓衰老。

（4）常用药膳 五行养生粥（大枣、莲子、枸杞、白菊花、小米、生薏苡仁、山药、百合、黑豆、冬瓜仁）。

（5）常用保健穴位 涌泉（图4-10）、足三里等（图4-11）。

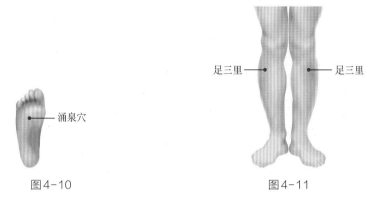

图4-10   图4-11

二、气虚质

气虚质的人一身之气不足，以容易疲劳、气息低弱、脏腑功能状态低下为主要特征。

气虚质的形成，多因先天禀赋不足，后天失养，如孕育时父母体弱、早产、人工喂养不当、偏食、厌食，或因病后气亏、年老气弱等所致。

【形体特征】肌肉松软不实。

【常见表现】平素气短懒言，语音低怯，精神不振，肢体倦怠，容易疲乏，易出汗。面色萎黄或淡白，目光少神，口淡乏味，唇色淡而少华，毛发不泽，头晕，健忘，大便正常，或虽便秘但不结硬，或大便不成形，便后仍觉未尽，小便正常或偏多。

【舌象特征】舌质嫩、舌色淡红（图4-12），或舌质淡白而嫩（图4-13），或舌质淡嫩边有齿痕（图4-14），或舌淡胖（图4-15）。

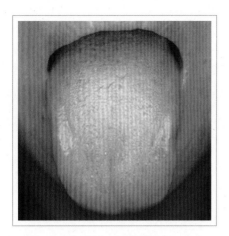

图4-12　淡红嫩舌

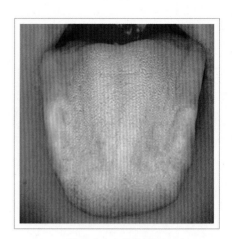

图4-13　淡白嫩舌

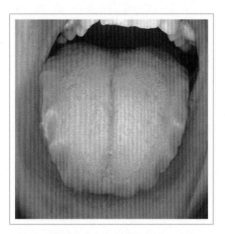

图4-14　淡嫩齿痕舌

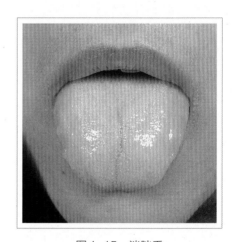

图4-15　淡胖舌

【心理特征】性格内向，情绪不稳定，从小不喜欢冒险。

【发病倾向】平素体质虚弱，卫表不固易患感冒；或病后抗病能力弱，易迁延不愈；易患内脏下垂，虚劳等病。

【环境适应能力】不耐受寒邪、风邪、暑邪。

【主要干预方案】

气虚体质养生以补气、养气、健脾为原则。因肺主一身之气，肾藏元气，脾胃为"气血生化之源"，故常调补脾、肺、肾之气。

（1）生活调摄　春季气温不稳，乍寒乍暖之时，应注意"春捂"，不仅有助于阳气升发，也有助于防御风寒。夏季暑热炎蒸，可以多食冬瓜、绿豆、扁豆、荷叶粥、茯苓莲子粥以健脾祛暑湿，亦可进食西洋参茶以补气抗暑热。

早秋气候干燥，气温较高，但昼夜温差大，所以气虚体质者在秋季，白天可以喝萝卜水、酸梅汁、西洋参茶以清热润燥，夜晚要注意防寒避风。深秋天气转凉，注意保暖，不宜过分强调"秋冻"，以防伤损阳气。冬季进补不宜太过滋腻，以防遏阻气机。气虚体质者多易受外邪侵袭，应注意保暖，避免劳动或激烈运动时出汗受风。起居宜有规律，夏季午间可适当休息，保持充足睡眠，增强体质。不要过于劳作，以免损伤正气；由于气不足，故运动时容易疲劳、汗出气喘，所以不宜剧烈运动以防耗气，宜选择比较柔缓的锻炼方法，如散步、慢跑、打太极、五禽戏、气功等。气功、打太极、五禽戏等传统健身法，强调意念、呼吸和躯体运动的配合以达到外强肢体、内和脏腑、通畅经络的作用，从而使身体各部分得到全面均衡的锻炼。在运动过程中，不宜做大负荷运动和过度出汗，忌用猛力和长久憋气，以防耗气。平时可按摩足三里穴，以健脾益气，调整气虚的体质状态。气虚体质者常表现出内向、胆怯、情绪不稳定、敏感等性格特点，多伴有肺脾功能低下。过度思虑伤脾，常悲忧易伤肺，故气虚体质者的精神调摄应避免过度思虑与悲忧，避免七情郁结。要学会转移注意力，培养兴趣爱好、移情于琴棋书画。要多交朋友，注意培养开朗外向的性格，使七情畅达又适度。

（2）饮食调养　宜常食益气健脾食物，如糯米、粳米、小米、大麦、黄米、山药、莜麦、马铃薯、大枣、桂圆、胡萝卜、香菇、黄豆、白扁豆、豆腐、鸡肉、兔肉、鹌鹑、牛肉、狗肉、青鱼、鲢鱼、黄鱼等。少食生冷苦寒、辛辣燥热之品。

（3）中药干预　气虚质的人，调体时宜以培补元气、补气健脾为原则。代表方为四君子汤、补中益气汤。常用药为党参、山药、白术、茯苓、甘草、黄芪、陈皮、大枣等药物，由于"气之根在肾"，可酌加菟丝子、五味子、枸杞子等益肾填精。再参以紫河车、燕窝等血肉有情之品，充养身中形质，气味同补。

偏肺气虚者，常反复出现咳嗽、哮喘等病变，其调体应与治病并举，方取玉屏风散而重用黄芪。由于肺主卫气，卫气出于中焦，又出于下焦。因此，调治气虚质之偏肺气虚，不可忽视与益脾气之党参、白术和益肾气之淫羊藿、熟地黄等药的配伍。

也可在医生指导下，选用益气养血口服液、归脾丸、复方阿胶浆、参苓白术散等中成药进行调治。

（4）常用药膳　黄芪、党参、茯苓、白术等佐以童子鸡汤、山药粥等。

（5）常用保健穴位　可选气海、关元（图4-16），足三里、三阴交（图4-17）等穴位，按摩或艾灸。

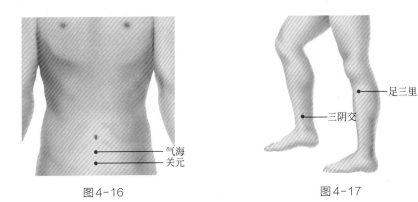

足三里

三阴交

气海
关元

图4-16　　　　　　　　　　　　　　　　　图4-17

（6）泡脚方　当归10g、白芍10g、川芎10g、茯苓10g、仙鹤草10g、炒白术10g。泡脚每日1剂，水煎泡脚。

三、阳虚质

阳虚质的人阳气不足，失于温煦，以形寒肢冷等虚寒表现为主要特征。

阳虚质的形成，多因先天不足，或后天失养所致。如孕育时父母体弱、或年长受孕，早产，或年老阳衰等所致。

【形体特征】多形体白胖，肌肉松软。

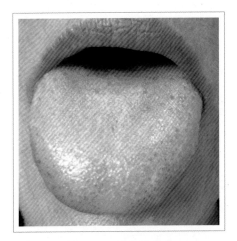

图4-18　淡紫胖嫩舌

【常见表现】平素畏冷，手足不温，喜热饮食，精神不振，睡眠偏多，面色多㿠白，目胞晦暗，口唇色淡，毛发易落，易出汗，大便溏薄，小便清长。

【舌象特征】舌体胖大，舌色淡白或淡紫，舌质偏嫩（图4-18）或可见舌淡胖边有齿痕（图4-19），或舌淡苔薄润（图4-20）。

【心理特征】性格多沉静，内向。

【发病倾向】发病多为寒证，或易从寒化，易患痰饮、肿胀、泄泻、阳痿等病症。

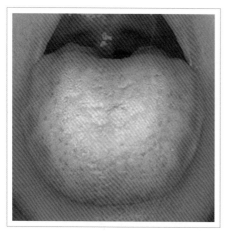

图4-19 淡胖齿痕舌

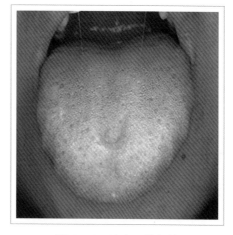

图4-20 淡白舌薄润苔

【环境适应能力】不耐受寒邪，耐夏不耐冬；易感湿邪。

【主要干预方案】

阳虚体质以畏寒肢冷为主要特点，养生应以补阳祛寒、温补脾肾为关键。因为五脏之中，肾为一身阳气之根，脾为阳气生化之源，故当着重补脾、肾阳气。

（1）生活调摄　根据中医养生理论中"春夏养阳，秋冬养阴"的原则，阳虚体质者尤其要注意在春夏季节顾护自身的阳气。在气候炎热的夏季，不要贪凉饮冷、少用或不用空调，冬季严寒易伤及肾阳、筋骨关节，故应注意保暖。四季转换时，宜"春捂"，不宜"秋冻"；阳虚体质者的起居作息方面要养成良好的睡眠习惯，尽量少熬夜以防耗伤阳气。注意身体各关节、颈背部、腰腹以及脚部的保暖，对于年老及体弱之人，夏季不要在外露宿，不要让电风扇直吹，也不要在树阴下停留过久；阳虚体质的人要坚持体育锻炼，但运动量不宜过大，尤其注意不可因运动而大量出汗，以防汗出伤阳。可选择自己感兴趣又易行的慢跑、散步、舒缓的舞蹈，以及传统的体育锻炼方法如静神而动形的太极拳、五禽戏、八段锦等。而且户外活动时宜选择在阳光充足的温暖天气进行，多与阳光接触，阳气则易被调动起来；不宜在阴冷风寒天气或潮湿之地过久活动，以防伤阳；阳虚体质者常表现出安静、沉静、内敛的性格特点，应因势利导、顺势而为，不可过于兴奋、张扬。阳虚体质者在遇到情感困扰、环境变化、秋冬寒冷天气时，很容易陷入抑郁、忧愁、悲哀等不良情绪中。故必须加强精神调养，要善于调节自己的情感，可以多听轻快、活泼的音乐，或增加户外运动，以去忧悲、防惊恐、和喜怒，消除或减少不良情绪的影响。

（2）饮食调养　阳虚体质者宜温补脾肾阳气，可多食温补之品，比如牛羊狗肉、虾、黄鳝、韭菜、茴香苗、葱、姜、蒜、核桃、栗子、红茶等食物。不宜多食生冷寒凉之品，如梨、黄瓜、西瓜、荸荠、苦瓜、藕等，少喝冰冷饮料，以免遏伤脾阳。根据中医养生理论中"春夏养阳，秋冬养阴"的原则，阳虚体质者尤其要注意在春夏季节顾护自身的阳气。在气候炎热的夏季，可在全年气温最高，阳气最盛的时节即"三伏天"适当进食鸡肉、羊肉等温补之品，而冬季严寒易伤及肾阳、筋骨关节，故宜进食温补之品，注意保暖。

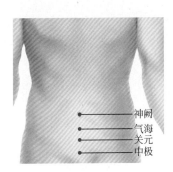

图4-21

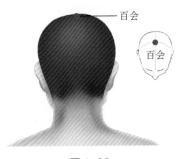

图4-22

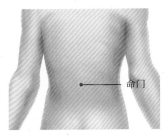

图4-23

（3）中药干预　阳虚质的人，调体时宜补肾温阳，益火之源。常用方为金匮肾气丸以及右归丸、斑龙丸、还少丹等，常用药物有熟地黄、山药、山茱萸、枸杞子、菟丝子、杜仲、鹿角胶、附子、肉桂等。在运用补阳药物调体时，要注意温阳药物有温和与峻猛、燥烈与温润之别，酌情根据体质和病情而选用。也可在医生指导下，选用壮腰健肾丸、金匮肾气丸、右归丸等中成药进行调理。

（4）常用药膳　当归生姜羊肉汤、韭菜炒虾仁、韭菜炒核桃。

（5）常用保健穴位　神阙、气海、关元、中极（图4-21），百会（图4-22），命门（图4-23）等。

（6）泡脚方　艾叶10g，肉桂5g，干姜10g。泡脚每日1剂，水煎泡脚。

四、阴虚质

阴虚质的人由于体内津液精血等阴液亏少，以阴虚内热等表现为主要特征。

阴虚质的形成，多因先天不足，如孕育时父母体弱，或年长受孕，早产等，或后天失养，纵欲耗精，积劳阴亏，或曾患出血性疾病等原因所致。

【形体特征】 各类体形都可出现，但以体形偏瘦或瘦长最为典型。

【常见表现】 手足心热，平素易口燥咽干，鼻微干，口渴喜冷饮，大便干燥，多有面色潮红，有烘热感，两目干涩，视物模糊，唇红微干，皮肤偏干，易生皱纹，眩晕耳鸣，睡眠差，小便短黄。

【舌象特征】 舌色红，舌苔少（图4-24）或舌红少津剥苔（图4-25），舌面光剥无苔的镜面舌（图4-26）。

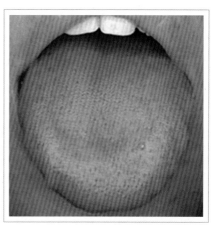

图4-24　舌红少苔

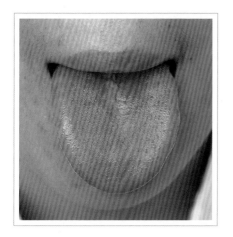

图4-25　舌红少津剥苔

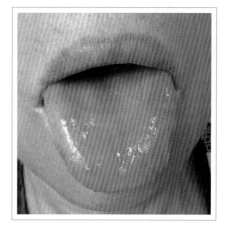

图4-26　镜面舌

【心理特征】 性情急躁，外向好动，活泼。

【发病倾向】 平素易患有阴虚燥热的病变，或病后易表现为阴虚症状。

【环境适应能力】 平素不耐热，不耐燥，耐冬不耐夏。

【主要干预方案】

阴虚体质者养生以补阴清热，滋养肝肾为原则。五脏之中，肝藏血，肾藏精，精血互化，故阴虚体质者调养以滋养肝肾二脏为要。

（1）生活调摄　适于阴虚体质保养的重点季节是秋季，以养肺阴、肃降肺气为原则。故秋天应多出去旅游，登高望远；多食清凉甘润之品，如百合、雪梨、柿子、荸荠等，以滋肺养阴；多练习腹式呼吸，使气息绵长深沉。阴虚体质者在炎热的夏季应注意避暑，不宜汗出太多，可适当服用梨汁、西瓜汁、酸梅汁等甘凉之品。冬季气候寒冷，不可过食辛辣甘温之物，如羊肉、狗肉、韭菜、辣椒等，以免耗伤阴精；起居作息应有规律，忌熬夜，居住环境宜安静。生活工作宜妥善安排，有条不紊，以防焦虑。阴虚体质者常畏热喜凉，夏季应避免在高温酷暑下工作；运动勿太过，锻炼时要控制出汗量以防伤阴，消耗体力，并应及时补充水分。适合进行中小强度、间断性的身体锻炼，可选择太极拳、太极剑等。阴虚体质更易较早出现关节涩滞，故步入中年后应减少磨损关节的运动方式，如上下楼梯、登山等；阴虚体质者性情易急躁，心烦易怒，情绪波动大，是阴虚火旺，热扰心神之故。要加强道德修养和意志锻炼，培养良好的性格，克服冲动，保持稳定的心态。平时多听一些舒缓、轻柔的音乐，防止动怒。

（2）饮食调养　饮食调养宜清淡，远肥腻厚味、燥烈之品；多吃甘凉滋润的水果、蔬菜，比如梨、石榴、葡萄、柠檬、苹果、荸荠、甘蔗、西瓜、香蕉、苦瓜、番茄、莲藕、绿豆、冬瓜、芝麻、百合、枸杞子等。少食羊肉、狗肉、韭菜、辣椒、葱、姜、蒜等性温燥烈的食物。

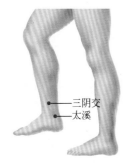

（3）中药干预　阴虚质者，调养时宜滋补肾阴，壮水制火。常用方为六味地黄丸、大补阴丸、左归丸等。常用药物有熟地黄、生地黄、沙参、牡丹皮、麦冬、石斛、桑椹、女贞子等。

（4）常用药膳　银耳百合莲子粥、银耳羹。

（5）常用保健穴位　太溪、三阴交等（图4-27）。

（6）泡脚方　芦根10g，玉竹10g，生地黄30g，杜仲10g。泡脚每日1剂，水煎泡脚。

—— 三阴交
—— 太溪

图4-27

五、痰湿质

痰湿质的人往往体内因水液内停而痰湿凝聚，以黏滞重浊为主要特征。痰湿质的形成，多因先天遗传，或后天过食肥甘所致。

【**形体特征**】形体肥胖，腹部肥满松软。

【**常见表现**】面部皮肤油脂较多，多汗且黏，胸闷，痰多。多面色黄胖而暗，眼胞微浮，容易困倦，口黏腻或甜，身重不爽，脉滑，喜食肥甘，大便易溏薄或黏滞不爽，小便不多或微混浊。

【舌象特征】舌体胖大（图4-28），舌苔白腻（图4-29）或白厚腻（图4-30）。

【心理特征】性格偏温和，稳重恭谦，多善于忍耐。

【发病倾向】易患消渴、中风、胸痹等病症。

【环境适应能力】对梅雨季节及潮湿环境适应能力差，易患湿证。

【主要干预方案】

痰湿体质养生以健脾祛湿为原则，脾主运化水湿，又为生痰之源，故痰湿体质的养生最主要是养护脾胃。

（1）生活调摄 痰湿体质者夏季少食冰冻食品，多吃生姜，少用空调，以免伤阳加重痰湿。秋冬季节少进补，尤其是补益作用较大的人参、鹿茸、阿胶、大枣、肉类、骨头、动物内脏等，都不太适合痰湿体质，过于滋腻的补益之品容易壅滞气机，加重痰湿。痰湿体质者应起居有常，作息规律。居住环境宜干燥而不宜潮湿，平时多进行户外活动，不要过于安逸，宜常晒太阳或进行日光浴。当运动出汗特别多的时候，不要马上吹空调和风扇，也不宜立即冲凉，以免外湿内湿相合，加重体质偏颇。在阴雨湿冷的气候条件下，应减少户外活动，以避湿邪侵袭，衣着应宽松以利于透气散湿。痰湿体质多伴有阳虚，故要少熬夜以免耗伤阳气，加

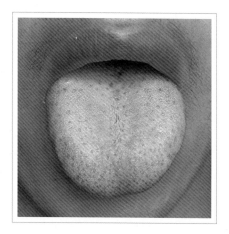

图4-28 胖大舌

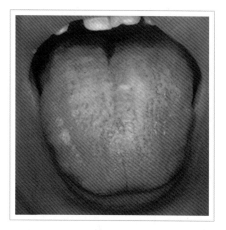

图4-29 白腻苔

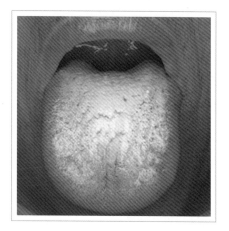

图4-30 白厚腻苔

重痰湿；痰湿体质者多形体肥胖，身重易于困倦，故平时应多进行户外活动，根据自己的具体情况循序渐进，长期坚持体育锻炼，如散步、慢跑、球类、游泳、太极拳、五禽戏以及各种舞蹈等方法均可选择，运动量宜大，出汗为宜。气功方面，以动桩功、保健功、长寿功为宜；痰湿体质者性格多温和，敦厚善良，多善于忍耐，但易神疲困顿，宜多参加各种活动，多听轻快的音乐，培养广泛的兴趣爱好，以舒畅情志。

（2）饮食调养　饮食宜清淡，可多食健脾祛湿化痰的食物，如山药、薏苡仁、白扁豆、赤小豆、海藻、海带、紫菜、冬瓜、萝卜、鲫鱼、生姜、柑橘等。少食肥甘、油腻、滋补、生冷冰冻、苦寒之品，酒类也不宜多饮，因酒能助湿生痰。食饮应有节制，不宜过饱。

（3）中药干预　痰湿质的人，调体时应注意健脾利湿，化痰泻浊。代表方为参苓白术散、三子养亲汤等。常用药物有党参、白术、茯苓、陈皮、炙甘草、山药、扁豆、薏苡仁、砂仁、莲子肉、白芥子等。痰湿质肥胖者，可加入升清醒脾的荷叶、苍术等；痰浊阻肺者，可用三子养亲汤，方中莱菔子、白芥子、苏子不但化痰肃肺，亦能降脂减肥，也可加入冬瓜仁化痰，改善痰湿体质；对水浊内留者可用泽泻、茯苓等。

（4）常用药膳　冬瓜薏米粥。

（5）常用保健穴位　中脘（图4-31）、足三里、丰隆（图4-32）按摩或艾灸。

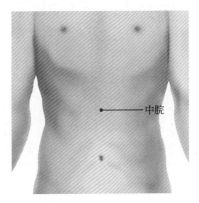

图4-31

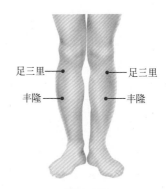

图4-32

（6）泡脚方　清半夏10g、陈皮10g、竹茹10g、枳壳10g、泽泻10g、苍术10g，厚朴10g，车前草15g（孕妇禁用）。15剂，水煎泡脚，每日1剂，每日泡脚1～2次，每次20～30分钟。

六、湿热质

　　湿热质的人以湿热内蕴为主要特征。

　　湿热质的形成，多因先天禀赋，或久居湿地，喜食肥甘，或长期饮酒，湿热内蕴所致。

　　【形体特征】形体多偏胖。

　　【常见表现】平素面垢油光，易生痤疮粉刺，容易口苦口干，身重困倦。多心烦懈怠，眼眦红赤，大便燥结，或黏滞，小便短赤，男易阴囊潮湿，女易带下量多，脉象多见滑数。

　　【舌象特征】舌质偏红，舌苔黄腻（图4-33）。

　　【心理特征】性格多急躁易怒。

　　【发病倾向】易患疮疖、黄疸、火热等病症。

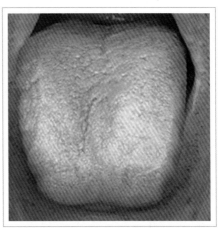

图4-33　红舌黄腻苔

　　【环境适应能力】对湿环境或气温偏高，尤其夏末秋初，湿热交蒸气候较难适应。

　　【主要干预方案】

　　湿热体质的基本特征是湿热内蕴，因此其养生应以疏肝利胆，清热祛湿为原则。要保证肝胆疏泄功能正常，祛除湿热的道路畅通，截断滋生湿热的源头。

　　（1）生活调摄　夏季气候炎热，多雨潮湿，湿热体质夏季更容易出现胸闷纳呆、四肢无力、精神萎靡；所以湿热体质者夏季应常避暑湿，饮食要少吃油腻厚味以减轻脾胃负担，可多吃薏苡仁、赤小豆、丝瓜、苦瓜等祛暑清热利湿之品。早秋季节多燥热，湿热体质者宜多食清甜水果，多喝白粥，多吃粗纤维食物以保持大便通畅以利湿热的排出。春季多做舒展关节的运动，以利肝胆。在冬季不宜多进补，以防气血壅滞，不利于湿热的祛除。居住环境宜干燥通风，尽量避免在炎热潮湿的环境中长期工作和居住；不宜熬夜、过于劳累，保证睡眠时间和质量对于减轻和改善湿热体质非常重要。穿衣宜宽松舒适，宜选棉麻、天然纤维等质地的衣物；运动养生方面，湿热体质者适合高强度、大运动量的锻炼方法，如中长跑、游泳、爬山、球类、武术等，增加出汗以祛湿散热。运动锻炼时注意舒筋骨利关节，增加身体的柔韧度，以利肝胆的疏泄，可以减轻烦躁、紧张、焦虑等情绪。湿热体质者性情多急躁易怒，亦常出现紧张、压抑、焦虑等不良情绪。故应避免五志过极，化火助热，宜静养心神，安神定志，因为静能生水清热，有助于舒畅肝胆。平时多听舒畅悠扬有镇静作用的音乐；多练习腹式呼吸以及瑜伽、气功、太极拳等以放松身心，舒缓情志。

（2）饮食调养　湿热体质饮食宜清淡，应少甜少辣，少酒少油。可多食冬瓜、丝瓜、苦瓜、绿豆、芹菜、荠菜、竹笋、芥蓝、紫菜、海带、赤小豆、薏苡仁、西瓜、梨子、绿茶、鸭肉等。不宜多食性热生湿，肥甘厚腻的食物，尤其是经过油炸煎炒烧烤等高温加工烹制而成的食物，如狗肉、羊肉、煎炸烧烤各种肉类、韭菜、生姜、辣椒、胡椒、花椒等。应戒烟限酒。

（3）中药干预　湿热质的人，调理时常采用分消湿浊，清泄伏火之法。代表方为泻黄散、泻青丸、甘露消毒丹等，常用药物有藿香、栀子、石膏、甘草、防风、龙胆草、当归、茵陈、大黄、苦参、地骨皮、贝母、茯苓、泽泻等。尤应戒烟限酒，少食辛辣香燥，常食绿豆、冬瓜汤及瓜果蔬菜，保持大小便通调。

（4）常用药膳　小米赤豆粥、绿豆薏米粥。

（5）常用保健穴位　肝俞、胃俞（图4-34）、阴陵泉、三阴交（图4-35）。

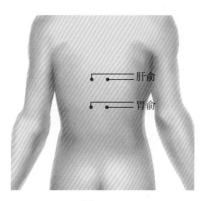

图4-34

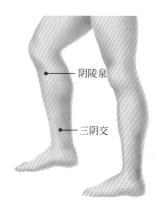

图4-35

（6）泡脚方　龙胆草5g，夏枯草10g，泽泻10g，栀子10g。泡脚每日1剂，水煎泡脚。

七、瘀血质

　　瘀血质的人体内有血液运行不畅的倾向或瘀血内阻的病理基础，以血瘀表现为主要特征。

　　瘀血质的形成，多因先天禀赋，或后天损伤，忧郁气滞，久病入络所致。

　　【形体特征】瘦人居多。

　　【常见表现】平素面色晦暗，皮肤偏暗或色素沉着，容易出现瘀斑，易患疼痛，口唇暗淡或紫。多有眼眶暗黑，鼻部暗滞，发易脱落，肌肤干或甲错，女性多见痛经、闭经、或经色紫黑有块、崩漏。

　　【舌象特征】舌质淡紫或青紫、紫暗有瘀点（图4-36），或瘀斑（图4-37），或伴有舌下络脉曲张（图4-38）。

　　【心理特征】性格内郁，心情不快易烦，急躁健忘。

　　【发病倾向】易患出血、癥瘕、中风、胸痹等病。

　　【环境适应能力】不耐受风邪、寒邪。

　　【主要干预方案】

　　气行则血行，活血必先调气，所以瘀血体质养生应以理气疏肝，活血化瘀为原则。

　　（1）生活调摄　春天阳气展放，肝胆疏泄有常，则气行血行。因此，应多做舒展侧体的动作，宽衣着，利

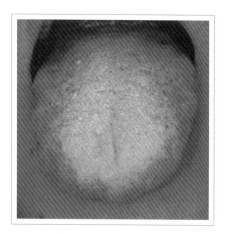

图4-36　淡紫瘀点舌

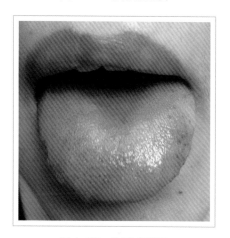

图4-37　青紫瘀斑舌

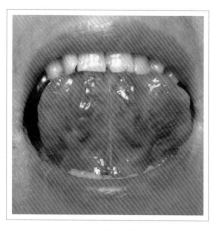

图4-38　舌下络脉曲张

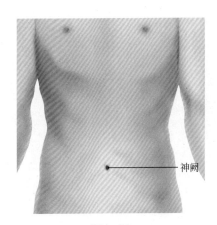

图4-39

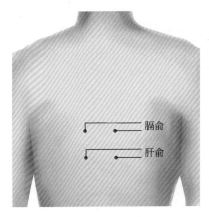

图4-40

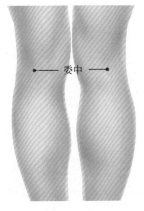

图4-41

于肝胆的疏泄、气血的展放。秋冬要注意保暖；不要过于安逸，以免气机郁滞而加重瘀血；少熬夜，保持足够的睡眠，可早睡早起多锻炼以畅气血；适宜选择太极拳、太极剑、八段锦、保健按摩术，舞蹈、散步、慢跑等有助于气血运行的锻炼方式。瘀血明显者不宜参加爆发、剧烈、无氧的运动。在精神调养上，应广交性格开朗的朋友，培养自己乐观豁达的性格；注意培养兴趣爱好，再配合舒展肝气、促进循环的形体运动，比如唱歌、跳舞、散步、爬山等；若有广泛的兴趣、爱好，精神愉快则气就不易郁结，血就不易瘀滞而气血和畅，营卫流通，有利瘀血体质的改善。

（2）饮食调养 宜多食行气活血的食物，如山楂、金橘、桃仁、油菜、黑木耳、紫皮茄子、黑大豆、慈菇、海藻、海带、紫菜、醋等；多以玫瑰花、茉莉花泡茶饮，有疏肝理气、活血化瘀之作用；可少量常饮红葡萄酒、糯米甜酒。不宜多食收涩、油腻、寒凉冰冻的食品，如柿子、番石榴、肥肉、冰冻饮料果汁等。

（3）中药干预 瘀血质的人，调体时宜活血祛瘀，疏利通络。代表方有桃红四物汤、大黄䗪虫丸等，常用药物有桃仁、红花、生地黄、赤芍、当归、川芎、丹参、茜草、蒲黄、丹参、山楂等。

（4）常用药膳 黑豆川芎粥、红花三七蒸老母鸡。

（5）常用穴位 神阙（图4-39）、膈俞、肝俞（图4-40）、委中（图4-41）。

（6）泡脚方　苏木10g、桃仁10g、红花10g、丹参10g、艾叶10g、桂枝10g、香附10g、鸡血藤10g、牡丹皮10g、赤芍10g等（孕妇禁用）。泡脚每日1剂，水煎泡脚。

八、气郁质

气郁质体质多由长期情志不畅、气机郁滞而形成，以性格内向不稳定，忧郁脆弱，敏感多疑为主要特征。

气郁质的形成，多因先天遗传，或因精神刺激，暴受惊恐，所欲不遂，忧郁思虑等所致。

【形体特征】各类形体均可见到，形体偏瘦居多。

【常见表现】平素忧郁面貌，神情多烦闷不乐。多见胸胁胀满，或走窜疼痛，多伴善太息，或嗳气呃逆，或咽喉中有异物感，或乳房胀痛，睡眠较差，食欲减退，惊悸怔忡，健忘，痰多，大便不畅或偏干，小便正常。

【舌象特征】舌象一般可无明显变化或舌苔稍偏厚，脘腹闷胀日久则可见苔白腻而偏燥（图4-42）。

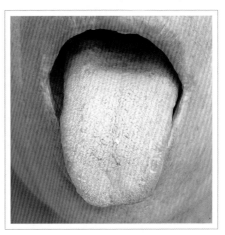

图4-42　白腻燥苔

【心理特征】性格内向不稳定，忧郁脆弱，敏感多疑。

【发病倾向】易患郁证、百合病、不寐、梅核气、惊恐等病症，女性则更年期症状明显。

【环境适应能力】对精神刺激适应能力较差，不喜欢阴雨天气。

【主要干预方案】

气郁体质养生以疏肝解郁，理气行滞为原则。由于气郁体质的主要原因是肝气郁结，因此在养生过程中要护肝养肝，使肝脏疏泄有度、收放自如。

（1）生活调摄　气郁体质者的季节保养，应以春季为主。春季应顺应春阳生发之气，夜卧早起，舒展形体，做到心情舒畅，心胸开阔，使体内阳气得以疏发。由于气郁体质者易致气机郁结，故其起居养生宜动不宜静，不宜总待在家中，应尽量增加户外活动，以放松身心，和畅气血；居住环境应安静，防止嘈杂烦乱的环境影响心情。睡前避免饮茶、咖啡等具有兴奋作用的饮料，以免影响睡眠；适合运动量较大的锻炼方式，如快走、跑步、登山、游泳等，以运动身体，畅通气血，调节情绪，宜多参加群体性的体育运动项目，如打球、跳舞、下棋等，多与人协作沟通，以解除自我封闭状态。气功方面，着重锻炼呼吐纳功法，以开导郁滞；气郁体质者应主动寻求快乐，多参加社会活动、集体文娱活动，广交朋友；要注意自我完善，多走向户外，接触自然，培养广泛的兴趣爱好，转移注意力；应培养乐观豁达的性格，知足常乐，在郁闷不开心时及时向亲朋好友倾诉发泄，对情绪的疏泄畅通也非常重要。

（2）饮食调养　春季阳气初生，宜食辛甘发散之品，如香椿、芫荽、葱、荠菜、花生等，而不宜食酸收之味。

（3）中药干预　气郁质的人调体时宜疏肝行气，开其郁结。代表方为逍遥散、柴胡疏肝散、越鞠丸等，常用药物有柴胡、郁金、陈皮、川芎、香附、枳壳、白芍、甘草、当归、薄荷等。

（4）常用药膳　茉莉花茶、玫瑰花茶。

（5）常用保健穴位　膻中（图4-43）、中脘、神阙、气海（图4-44）。

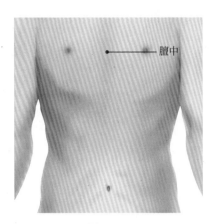

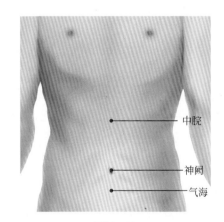

图4-43　　　　　　　　　　　　　　图4-44

（6）泡脚方　柴胡5g、黄芩5g、半夏5g、桂枝5g、郁金5g、远志5g、香附5g、生地黄5g、石菖蒲5g、首乌藤30g。泡脚每日1剂，水煎泡脚。

九、特禀质

特禀质体质是由于先天禀赋不足、遗传等因素造成的一种特殊体质，包括先天性、遗传性的生理缺陷与疾病、过敏反应等。

特禀质是由于先天禀赋不足、遗传等因素，或环境因素，药物因素等的不同影响，故特异质的形体特征、心理特征、常见表现、发病倾向等方面存在诸多差异，病机各异。由于引起特禀体质的原因不同，特禀体质包括过敏性体质、遗传病体质和胎传体质等多种类型，其特征性表现也不尽相同。

过敏体质的形成和禀赋遗传有一定的关系，主要表现为自我调适力低下，对某些特殊的外来因素反应性增强。这种体质容易在某些外在物质进入之后，发生特异性的免疫反应，从而导致组织损伤或生理功能紊乱而产生过敏性疾病，如过敏性鼻炎、过敏性哮喘、过敏性结肠炎以及湿疹、荨麻疹等。

遗传病体质与遗传的关系密切，它在上下代之间按照一定的方式垂直传递，是由于遗传物质的改变而造成的。遗传病体质通常表现为遗传性疾病的发生，遗传病性疾病往往具有终生性，但遗传性疾病出现临床症状的时间不尽相同。还有一些疾病和遗传密切相关，但是否发病和后天因素关系也很密切，如高血压、冠心病等，这些疾病与体质和生活方式关系都很密切，不属于遗传病体质的范畴。

胎传体质主要指胎儿在母体内受到某些有害因素的影响，出生后即表现出先天性疾病的特异病例体质。胎传体质没有遗传物质和遗传信息的异常，所患疾病不会传给后代。胎传体质的产生，往往和受孕母亲的不良习惯和身心状态密切相关。胎传体质所导致的先天性疾病，大多包括在中医理论中的胎弱、胎毒等病症之内。

【形体特征】无特殊，或有畸形，或有先天生理缺陷。

【常见表现】遗传性疾病有垂直遗传，先天性、家族性特征；胎传性疾病为母体影响胎儿个体生长发育及相关疾病特征。

【舌象特征】舌象可因具体疾病不同而有不同的表现。过敏体质的舌象则很明显的表现为地图舌（图4-45）、花剥苔（图4-46）的特点，而且剥苔严重程度常随过敏症状加重而加重。

【心理特征】因禀质特异情况而不同。

【发病倾向】过敏体质者易药物过敏，易患花粉症；遗传疾病如血友病、先天愚型；先天禀赋不足所致的发育迟缓或异常，如"五迟""五软""解颅"等；胎传疾病如胎寒、胎热、胎惊、胎痫、胎弱等。

【环境适应能力】适应能力差，如过敏体质者对过敏季节适应能力差，易引发宿疾，诱发过敏症状。

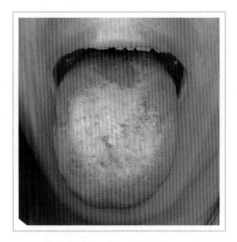

图4-45　地图舌

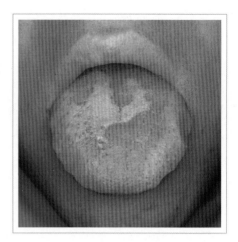

图4-46　花剥苔

【主要干预方案】

特禀体质常先天失常，以生理缺陷、过敏反应等为其主要特征。故其养生应根据个体情况进行相应调护。对过敏体质的干预，有着十分重要的意义。

（1）生活调摄　过敏体质者对易致过敏季节适应能力差，易引发宿疾。故应避免在春天或季节交替时进行长时间户外活动，防止过敏性疾病的诱发；应根据禀质特异情况的不同来调护起居。过敏体质者由于对外界环境适应能力较差，故应避免在空气质量较差的环境条件下活动，尽量避免接触各种致敏原，减少发病机会。运动方面，根据禀质特异情况的不同，选择适宜的运动方式和锻炼方法。由于禀质的特殊性，往往多数特禀体质者会表现出程度不等的敏感多疑、焦虑抑郁、自卑内向等心理反应，故应主动参加有益身心的活动，多与人沟通交流，增进了解，消除自卑，培养自己乐观豁达的性格。

（2）饮食调养　特禀体质者的饮食宜清淡，粗细搭配适当，荤素配伍合理，营养均衡。过敏体质者宜食益气固表的食物，如山药、小麦、糙米、大米、香菇、蔬菜等。少食易引起过敏的食物，尤其对自身敏感的食物性过敏原更应谨慎，如荞麦、蚕豆、花生、白扁豆、牛肉、鱼、虾、蟹、酒、辣椒、浓茶、咖啡等辛辣之品，以及其他腥膻食物和含致敏物的食物。

（3）中药干预　过敏体质调体时常采用益气固表，养血消风之法。代表方为玉屏风散、消风散、过敏煎等，常用药物有黄芪、白术、荆芥、防风、蝉衣、乌梅、益母草、当归、生地黄、黄芩、牡丹皮等。

（4）常用保健穴位　迎香（图4-47）、肺俞（图4-48）、脾俞（图4-49）、血海（图4-50）。

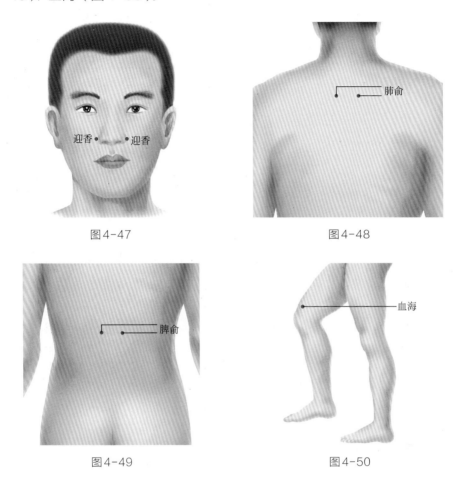

图4-47

图4-48

图4-49

图4-50

特禀体质是从体质形成的特殊原因而命名的，它往往会兼夹有其他体质类别的某些特征，如过敏体质往往有气虚质、阳虚质或湿热质的某些特征。特禀体质虽然与其他八种体质类型不尽相同，但由于这类体质的特殊性，故学术界仍将其作为与其他八种类型相并列的一种体质类型。

以上体质类型的分类方法，大体上反映了人群中常见的各种体质类型。就某一个体而言，很少见到单纯的某种体质类型，更为常见的是各种体质类型的兼夹、混合，如瘀血兼痰湿和气虚、阳虚兼痰湿、痰湿兼瘀血等。提示我们针对兼夹体质的人进行干预时应综合考虑不同类型体质人群的基本特征，合理应用舌象诊断方法进行体质辨识，采取最佳的健康干预方式进行干预。